¿Por Que No Cambia Tu Cuerpo?

Marcos A. Lamazares

...TU CUERPO ES EL REFLEJO DE TUS PENSAMIENTOS...

AGRADECIMIENTOS:

Agradezco a Dios por permitirme la oportunidad de compartir mis humildes conocimientos con todos los que lo necesiten.

Pero agradezco más el privilegio de rodearme de personas que me han inspirado con sus enseñanzas y consejos para que este proyecto sea hoy una realidad.

Gracias a mis Padres, mi Esposa y mis Hijos por su amor incondicional y la paciencia que han tenido durante la realización de este libro.

Gracias a Ti, por haber confiado en mí para comenzar un nuevo Estilo de Vida.

Marcos A. Lamazares.

El Cambio no es algo que esté fuera de ti. Tú eres el Cambio. Tú eres esa fuerza que se manifiesta en todas las cosas, incluso, en aquellas que todavía no han aparecido en tu vida.

Marcos A. Lamazares

INDICE

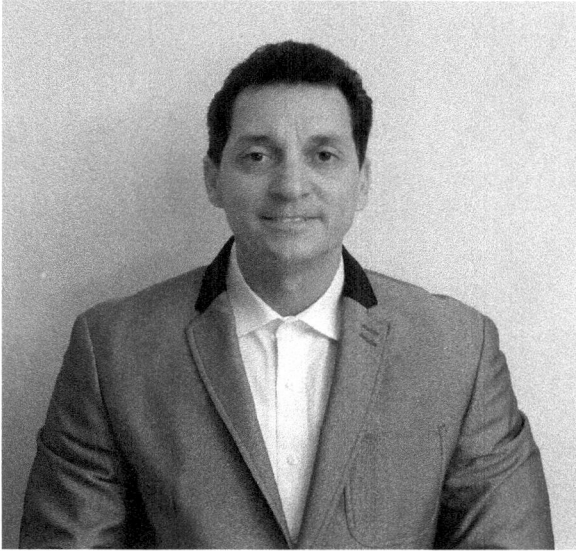

Marcos A. Lamazares

¿Por qué no cambia tu cuerpo?

Marcos A. Lamazares es un Licenciado en Cultura Física y Deportes con una Especialidad en Nutrición Deportiva. Por más de 20 años ha ayudado a personas a mantenerse saludables y a adoptar estilos de vida que les permitan vivir llenos de Salud y Bienestar .
 ¿Por qué no cambia tu cuerpo? es la respuesta a muchas preguntas hechas por sus amigos y estudiantes durante el proceso de cambio.

NADA CAMBIA EL COMPORTAMIENTO HUMANO COMO EL DOLOR

Si oyes las palabras "Te amo" y tu corazón comienza a palpitar, se ha producido una metamorfosis en tu interior. Una emoción en la mente de otra persona te ha transformado totalmente. Lo más importante es que tu cuerpo se siente transformado.

Al saber que se te ama experimentas una sensación de gozo y júbilo; el mundo parece más vivido y los problemas cotidianos parecen desaparecer. Pero, si por el contrario, experimentamos la pérdida de un ser querido, esto puede llevarnos a caer en una gran depresión, que provoca desastres en el sistema inmunológico, acelerando el envejecimiento y hasta la muerte de miles de células, aumentando entre otras cosas, enfermedades como ataques cardíacos, hipertensión, cáncer y hasta la perdida de tu vida.

¿Por qué son apropiadas estas respuestas? ¿Cómo ha aprendido el cuerpo que la palabra "amor" es el resorte que despierta una alegría palpitante en el corazón, y que un sentimiento de Dolor puede cambiar por completo nuestra manera de ver la vida?

Una de las mayores limitaciones del comportamiento humano era la supuesta idea de que nuestra conciencia no desempeña ningún papel en cuanto a explicar lo que nos está ocurriendo en el cuerpo.

Así como nuestra conciencia influye en nuestros pensamientos, así como tenemos conciencia de las cosas, es imposible aislar un solo pensamiento, una sensación, una creencia de los efectos sobre nuestro cuerpo y por ende del envejecimiento del mismo.

Así pues, cómo la mente actúa sobre todas las células de nuestro cuerpo, significa que no podemos separar la línea entre la Psicología y la Biología, no podemos aislar el envejecimiento humano de la conciencia del individuo. En las últimas décadas cientos de descubrimientos científicos nos han demostrado que el envejecimiento humano depende del individuo en un grado mucho mayor del que habíamos pensado. Somos las únicas criaturas en la tierra que podemos cambiar nuestra biología, cambiando nuestra forma de pensar. Poseemos el único sistema nervioso que tiene conciencia del envejecimiento, de la pobreza, del éxito.

La percepción de nuestro mundo parece ser automática para todos, pero en realidad no es así, es un fenómeno adquirido, el mundo en que vives, incluyendo tu cuerpo, está completamente inspirado en el modo en que aprendiste a percibirlo. Si cambias tu Percepción, cambiarás tu mundo y por ende tu cuerpo.

Desde esta perspectiva, apenas parece posible que los seres humanos puedan envejecer o enfermar. El cuerpo humano como todo lo demás en el cosmos es constantemente hecho de nuevo a cada segundo. No habitamos un cuerpo hecho de materia sólida, la cual resultaría imposible de transformar desde nuestra perspectiva humana, tu cuerpo es mucho más que materia, es algo maravilloso con millones de años de inteligencia, es algo fluyente, dinámico, que no debe estar inmóvil en prácticas sedentarias. Tu cuerpo, como todo el universo es hecho de "Energía e Información".

Por ende, todo lo que ocurre en tu cuerpo, puede ser cambiado en cualquier momento, con solamente cambiar la Energía que tú suministras y la Información que seas capaz de proveer. En otras palabras, si cambias tu forma de Pensar y de Alimentarte puedes ser un hombre nuevo y saludable.

Aun así, muchas personas esperan sentir dolor para cambiar, no importa cuán sencillo sea el cambio que tengamos que realizar, es difícil dejar una vieja y enfermiza costumbre para adoptar una nueva y más saludable.

¿Por qué esperar sentir Dolor para cambiar? Las personas sabias cambian su comportamiento antes que el dolor los invada, no importa en qué etapa de nuestras vidas nos encontremos, siempre podemos cambiar nuestro comportamiento, nuestra manera de pensar y de actuar.

El objetivo de este libro es ayudarte a encontrar el camino del cambio, llevarte de la mano en un proceso que para muchos resulta doloroso, complicado y muy confuso de lograr. Sobre todo cuando hay tanta confusion y desinformacion en la alimentacion moderna.

Te ayudaremos a entender que tus Pensamientos y tus Percepciones son las que te impiden pasar de tu actual Estado de salud a un Estado de Bienestar y Gozo. Tu manera de Pensar y de Alimentarte serán las causantes de tu manifestación futurista, de tus logros y de tus fracasos.

Con estas enseñanzas te guiaremos en tu proceso de cambio; pero en tus Pensamientos y Acciones, en esos, sólo Tú puedes decidir.

La Gran Máscara de los Servicios de Salud

¿Está usted cansado de estar enfermo y sin Energía?
¿Está cansado de que su doctor, cada vez que se enferma, le prescribe medicamentos sin encontrar la raíz de su enfermedad?
¿Se siente frustrado al tener que pagar una fortuna cada vez que visita su Doctor y sus problemas no se solucionan?

Es muy probable que responda afirmativamente a estas preguntas. De hecho, usted no está solo en su frustración, miles de personas se sienten como usted, porque la verdad es que el sistema de salud ha sido una decepción para todos los que dependen del mismo. ¿Como podemos confiar en un sistema que cada año es el causante de la muerte de 225.000 habitantes de los Estados Unidos? (1).

- 12. 000 personas mueren a causa de una cirugía innecesaria
- 7. 000 personas mueren a causa de los errores de medicación en los hospitales
- 20.000 personas mueren a causa de otros errores en los hospitales
- 80. 000 personas mueren a causa de infecciones adquiridas en hospitales
- 106 000 personas mueren a causa de los efectos secundarios negativos de los medicamentos que toman por prescripción médica.

Tal vez usted no esté informado de estas alarmantes estadísticas, la gran mayoría de la población no lo está. Una de las razones por las que muchos aún están sorprendidos acerca de estas estadísticas es debido a los defectos fundamentales en el seguimiento de los errores médicos, lo cual ha salvaguardado la realidad de la situación y la ha mantenido alejada de la opinión pública.

Pero si usted aún confía su salud ciegamente en el Sistema, le puedo decir que la cosa no para ahí. De hecho, recientes investigaciones sugieren que las circunstancias han empeorado, y la razón de esto es porque nunca se tomaron las medidas positivas para abordar y corregir la situación.

De acuerdo con un nuevo estudio (3) divulgado en la publicación British Medical Journal (BMJ, por sus siglas en inglés), las negligencias médicas ahora acaban con la vida de un estimado de 250.000 habitantes de los Estados Unidos cada año, una cantidad mayor de alrededor de 25.000 personas por año a partir de las estimaciones del primer estudio(Starfield).

Eso significa que las negligencias médicas continúan siendo la tercera causa de muerte, después de las enfermedades cardiacas y el cáncer. Realmente, es posible que estos números estén considerablemente subestimados, ya que las muertes que ocurren en el hogar o en casas de retiro para adultos de la tercera edad no están incluidas.

Como se mostró en la investigación de Starfield, los efectos secundarios de los medicamentos que son tomados bajo prescripción representan la gran mayoría de las muertes iatrogénicas.

La investigación (4) publicada en el 2013 estima que las negligencias hospitalarias prevenibles acaban con la vida de 210.000 habitantes de los Estados Unidos cada año--una cifra que está muy cerca de las últimas estadísticas. Sin embargo, cuando incluyeron las muertes relacionadas con errores en el diagnóstico, errores de omisión, y no seguir las directrices, el número aumentó a 440 000 muertes hospitalarias prevenibles cada año. Esto también hace alusión a la verdadera magnitud del problema.

La creencia común es que los hospitales son lugares donde se salvan vidas, aunque las estadísticas muestran que, en realidad, son uno de los lugares más peligrosos que podría frecuentar. (5,6).

En conjunto, tan solo el 6% de los hospitales en Estados Unidos recibe una calificación superior por la prevención de infecciones comunes resistentes a los medicamentos.

Según reportó NBC News:(7)

"...Los hospitales de Estados Unidos todavía están llenos de bacterias infecciosas, como superbacterias resistentes a los medicamentos... Un tercio de los hospitales evaluados por Consumer Reports obtuvo una calificación baja en su forma de prevenir una de las peores infecciones, La Clostridium Difficile. Muchos son importantes hospitales de enseñanza, como los de la Universidad Johns Hopkins o la Escuela Médica Harvard y... la prestigiosa Clínica Cleveland. Los Centros para el Control y la Prevención de las Enfermedades dejó la responsabilidad completamente en manos de los doctores, enfermeras y administradores del hospital.

Los doctores son la clave para aniquilar las superbacterias. La resistencia a los antibióticos amenaza con regresarnos a un tiempo en el que una infección simple podía ser mortal", el director de los CDC, el Dr. Tom Frieden, dijo a los reporteros…

"Estas infecciones no son misteriosas", dijo. "Son causadas por las manos sin lavar, habitaciones que no se limpian completamente, el uso excesivo y erróneo de los antibióticos, la falta de higiene meticulosa al insertar catéteres y otros tubos y la detección lenta de los brotes...

Estos son pasos simples y sencillos. La parte difícil es llevarlos a cabo cada vez".

Y como si esto fuera poco tenemos que pagar una fortuna por estos servicios. Los Estados Unidos tiene los servicios de salud y medicamentos más caros del mundo, al gastar más en atención médica que los siguientes 10 que más gastan combinados (Japón, Alemania, Francia, China, Reino Unido, Italia, Canadá, Brasil, España y Australia). (7).

Cuando asistimos al Doctor, si salimos bien, vamos a casa no solo con la deuda que nos dejó la visita, sino que además nos llevamos una cantidad de recetas para medicamentos que nos costara otra fortuna. Una receta de medicamentos por lo general es ineficaz ya que no soluciona el problema desde la raíz de la enfermedad.

Ademas muchos medicamentos son peligrosos. Un análisis de los datos de los Centros para el Control y Prevención de Enfermedades (CDC, por sus siglas en inglés) reveló que, en Estados Unidos, las muertes por medicamentos adecuadamente recetados son más numerosos que las muertes de tránsito.

En uno de los muchos ejemplos, las píldoras anticonceptivas Yaz y Yasmin, que fueron aprobadas por un comité asesor de la Administración de Alimentos y Medicamentos de Estados Unidos (FDA), contienen un medicamento llamado Drospirenona que hace que las mujeres que las toman sean casi siete veces más propensas a desarrollar tromboembolismo (8)

Es una obstrucción de un vaso sanguíneo que puede causar una trombosis venosa profunda, embolia pulmonar, derrame cerebral, ataque cardiaco y muerte.

¿Por qué la FDA aprobó este medicamento peligroso?

Resulta que al menos cuatro miembros del comité asesor han, ya sea, trabajado para las farmacéuticas o titulares de las patentes, o han recibido financiación para sus investigaciones. De acuerdo con la Alianza para la Salud Natural (9)

Cada uno de los cuatro panelistas que recibieron dinero de las farmacéuticas votaron a favor de la píldora. Curiosamente, la decisión del comité de que el beneficio del medicamento supera los riesgos se decidió por un margen de cuatro votos.

Irónicamente, mientras que la FDA permitió el voto de los asesores que tenían relación comercial con el medicamento Drospirenona, la agencia los prohibió... Sidney M. Wolfe, con el argumento de que él... había aconsejado a sus lectores no tomar Yaz con base en varios años de datos"

Como puede ver no le podemos confiar nuestra salud al sistema, ni siquiera al médico de cabecera.

Una encuesta telefónica en Estados Unidos encontró que el 79 % de los estadounidenses confían en su médico. Sin embargo, una reciente encuesta realizada a 1,900 médicos reveló que algunos no siempre son sinceros con sus pacientes (10) Los resultados fueron más que impresionantes:

• Un tercio de los médicos no les dijeron a sus pacientes cuando cometieron un error médico.
• Una quinta parte no acordaron en que sus médicos nunca le deben decir al paciente algo que no sea verdad.
• Un sorprendente 40 % cree que deberían ocultar sus relaciones financieras con las compañías farmacéuticas y de dispositivos.
• 10% dijo que tuvieron que decirles a sus pacientes algo falso el año previo

El Doctor Joseph Mercola. MD. esta de acuerdo con nosotros y nos aconseja precaucion a la hora de elegir un Medico:

…Al momento de tomar decisiones de atención de salud, definitivamente debería consultar con un médico, para eso les paga. Espero que elija un médico que comparta su misma filosofía sobre la salud, y se gane su confianza.

Pero recuerde, al tomar decisiones de salud, usted debe ser su propio defensor; Es importante hacer preguntas antes de dejarse hacer pruebas, procedimientos o tratamientos, y es su decisión si prefiere optar por una intervención médica más ligera, al igual que elegir una manera más natural para curar su cuerpo.

Básicamente, entre mejor asuma la responsabilidad de su propia salud en forma de nutrir su cuerpo para prevenir enfermedades—menos necesitara depender del "cuidado de la enfermedad", que en los Estados Unidos es visto como el cuidado de la salud.

Pero en el caso que necesite atención médica, busque un profesional de salud que le guie en la dirección hacia un mejor bienestar, al ayudarle a descubrir y comprender las causas ocultas de los desafíos de salud... y crear un plan de tratamiento personalizado e integral--es decir, holístico, o lo que es igual a los tratamientos naturales...

Muchos de nosotros hemos querido hacer diferentes transformaciones en nuestras vidas y cuando vemos que se nos hace difícil, que tratamos y tratamos y no logramos nuestros objetivos, nos preguntamos ¿qué pasa?

Es fundamental entender y saber que mientras que el ejercicio es importante y crucial para perder peso y que realmente lo recomendamos, los alimentos que elija son TRES veces más importantes para controlar su salud. Es muy fácil echar por tierra todo el esfuerzo que hemos hecho, cuando practicamos una alimentación y un estilo de vida que no reúne la calidad y los nutrientes que necesitamos.

La mayoria de los problemas de salud son el resultado de una mala alimentación y un estilo de vida desordenado. Lamentablemente, en lugar de abordar los problemas de salud a través de la educación y el entendimiento, nuestro sistema médico le proporciona a la gente fármacos y soluciones para contrarrestar sus síntomas.

Un gran porcentaje de los médicos no tienen la idea de lo que representa una alimentación saludable. Como tal, recomiendan ingredientes erróneos como endulzantes artificiales, productos lácteos pasteurizados sin grasa y aceites vegetales en lugar de mantequilla, no le dicen cuáles son los mejores alimentos para optimizar su salud, ni la importancia de la forma de cocinar los alimentos.

Los principios de este libro no son soluciones rápidas para curar sus síntomas. En lugar, le enseñamos cómo hacer cambios en su estilo de vida para revitalizar y restaurar su organismo. Será capaz de recuperar su salud y en algunos casos revertir enfermedades serias que los puede mantener alejado de las garras del Sistema de Salud. Podría obtener más energía y una vida llena de Bienestar.

¿Está haciendo todo lo que su médico le ha dicho que haga, está haciendo todo lo que piensa que es correcto y aun así no le funciona? En este libro le vamos a dar respuestas a muchas preguntas que quizás usted se haga cuando se mira en el espejo, una de ellas y la principal ¿Por qué no cambia tu cuerpo?

CAPÍTULO 1

Comportamientos de Salud

Los comportamientos que afectan nuestra salud incluyen entre otros, ejercitarnos regularmente, comer una dieta nutritiva y balanceada, estar pendientes a los síntomas de nuestro cuerpo y tomar los pasos necesarios para superar las enfermedades y restaurar nuestro bienestar.

Si usted pretende mejorar sus comportamientos de salud, debe saber que los cambios nunca son fáciles. Según el Departamento de Salud y servicios Humanos de los estados unidos (US DHHS) por sus siglas en inglés, entre el 40 y el 80% de las personas que tratan de dejar atrás una vida de malos hábitos, retoman estos en un periodo de aproximadamente 6 semanas. Es por eso por lo que hemos querido hacerle más fácil su proceso de transformación, simplemente mostrándole lo que otros le han ocultado por años y que en muchos casos han influenciado en el cumplimiento de sus objetivos.

Desafortunadamente, el conocimiento, no es suficiente para realizar cambios en nuestro comportamiento, sobre todo cuando este es influenciado de manera negativa por aquellos que debieran proteger nuestros intereses y nuestra salud, como es el caso de nuestros médicos y alguno que otro familiar y amigo.

Ahora, no toda la culpa es de otros, gran parte del problema radica en nosotros. Por ejemplo, las personas conocen bien los daños que produce el fumar, donde en los Estados Unidos de América mueren un aproximado de 1300 personas cada día por fumar cigarrillos (según: CDC
- Fact Sheet - Fast Facts - Smoking & Tobacco Use).

Pero aun así continúan con estos hábitos. Lo mismo pasa con la ingesta de bebidas alcohólicas, todos sabemos las consecuencias de manejar bajo la influencia del alcohol; pero aun así cada 90 segundos una persona es lesionada en accidentes que involucran el manejar en estado de embriaguez (fuente: National Highway Traffic Safety Administration Fars data, 2011).

Así mismo el sobrepeso, la obesidad, sedentarismo y los estilos de vidas nocivos pueden traer trastornos en su diario vivir. Si no se realiza un cambio, podemos ser parte de las desagradables pero ciertas estadísticas. Según la Organización Mundial de la Salud(OMS).

El hecho de que los incrementos del peso corporal afecten al conjunto de la población, es una señal de advertencia de que nos esperan graves peligros. Por lento que sea el proceso, tarde o temprano nos encontraremos con una oleada de enfermedades crónicas relacionadas con el modo de vida. (OMS)

Las enfermedades cardiovasculares son ahora la principal causa de defunción a nivel mundial. En el mundo en desarrollo, los infartos de miocardio suelen matar de manera abrupta, sin imponer una carga prolongada al sistema de salud. (OMS)

En cuanto al cáncer, que en muchas culturas representa el más devastador de los diagnósticos, en el 70% de los casos registrados en entornos de escasos recursos, se detecta tan tarde que la única opción terapéutica es el alivio del dolor. Ni radioterapia. Ni quimioterapia. Ni cirugía. Ni tratamientos avanzados que cuestan sobre $150 000 por paciente. (OMS)

La obesidad incrementa el riesgo de padecer enfermedades cardiovasculares y también algunos tipos de cáncer. Pero la afección en la que la obesidad como factor de riesgo independiente tiene mayor repercusión es la Diabetes. Por otra parte, esta enfermedad con sus costosas complicaciones, como la ceguera, la amputación de miembros y la necesidad de diálisis, puede imponer a los presupuestos de salud y a las finanzas familiares una carga extraordinaria a largo plazo. (OMS)
(OMS | Organización Mundial de la Salud)

Las creencias son más poderosas que el conocimiento y la actitud. Según reportes de estudios, las personas son más capaces de cambiar sus hábitos de salud si ellos sostienen tres creencias:

1-Susceptibilidad: Ellos se dan cuenta que están en riesgo debido a las consecuencias negativas de su comportamiento.

2-Severidad: Ellos creen que deben pagar un alto precio si no hacen un cambio.

3-Beneficios: Ellos creen que los cambios propuestos son ventajosos para su salud.

Pero cuando de cambios se trata, todos queremos que nuestra transformación, ocurra de un día para otro y eso nunca ocurre de esa manera. Cuando pretendes que tus resultados se vean de forma inmediata, y no ocurre así, empezarás a desanimarte, a perder la calma y en la mayoría de los casos, ocurre, que las personas abandonan el proceso.

¿Qué debes hacer para que los cambios sean efectivos?

A lo largo de mis 20 años ayudando personas a cambiar sus estilos de vida, pude observar, que aquellos que se desesperan en ver los resultados que desean, son los primeros en abandonar el proceso.

Por otro lado, aquellos que con paciencia trabajan día a día por sus metas, son los que logran llegar al final. Haga memoria del tiempo que usted ha pasado mal nutriendo a su cuerpo, de las horas que estuvo sentado frente a su televisor o a su computador, sin hacer ejercicios físicos. Tal vez ha sido tanto tiempo que ni usted se acuerde.

Ninguna enfermedad surge de un día para otro, todas son producto de la acumulación, ya sea de estilos de vidas nocivos, como de malos hábitos de salud y nutrición. Por eso ahora no podemos en cuestión de días, pretender que todo esto cambie y ver nuestro cuerpo sano y atlético.

No, eso no va a suceder así, nos va a tomar meses y tal vez años de trabajo recuperar lo que hemos perdido. En ocasiones, alguna que otra lágrima derramaremos en el proceso. Pero les digo, que vale la pena cada efuerzo, cada sacrificio y cada lagrima que derrame. Su cuerpo, su salud, su familia y usted mismo se lo van a agradecer.

¿Qué hacer para que esto no ocurra de esta manera?

Pues no trate de hacer los cambios tan drásticos. En vez de cambiar 100% en un día, cambie 1% todos los días. Así el proceso no le resultará tan difícil, y al final del año usted habrá cambiado 365%. O sea, usted va a ser mejor 365% de lo que fue el año anterior, y entonces podrá apreciar mejor sus cambios.

El valor y la importancia que le damos a nuestra salud juega un papel muy importante en el cambio de comportamientos. Cuando estamos jóvenes no nos interesa el hecho de que vivir algunas horas más es una ganancia; pero a medida que envejecemos o cuando enfermamos, apreciamos demasiado el hecho de poder vivir cada segundo de nuestras vidas.

Comprométase a ser mejor, a vivir una vida plena y lejos de las enfermedades. El compromiso es parte esencial de cualquier cambio que usted desee hacer en su vida. No solo con usted, sino también con su familia, amistades y seres queridos. Comprométase a ser mejor cada día, tan solo 1%, lo pondrá en niveles y resultados que usted va a quedar asombrado y muy satisfecho.

A lo largo de mi carrera, ayudando a personas a cambiar sus comportamientos y hábitos de salud, he visto con tristeza, como un gran número de ellos esperan hasta estar con graves problemas de salud para decidir hacer cambios.

Mi consejo siempre ha sido el mismo, no esperemos hasta que sea demasiado tarde. Tome acción de inmediato y empiece a experimentar de los beneficios que lo podrán llevar a disfrutar de una vida plena y llena de Bienestar. ¡Porque la verdad es ,que su Salud comienza Hoy!!!

¿Que significa Bienestar?

Este es un libro acerca de Ti, acerca de tu cuerpo y de tu mente, tus hábitos, tus esperanzas, acerca del potencial que hay en ti, de tu futuro. Es además un libro que puede" Cambiar tu Vida cambiando la forma como Vives".

Cada día, nosotros hacemos decisiones, algunas pequeñas, algunas sin importancia y otras muy importantes. Pensamos que mejorando nuestra economía y aumentando nuestros ingresos anuales ya tenemos todo resuelto. Desde que nos levantamos en la mañana estamos enfocados en nuestro trabajo o en la empresa que queremos hacer, en los logros y las metas que nos hemos propuesto para el año. Trabajamos duro desde que sale el sol y muchas veces no dormimos para terminar lo que empezamos. Porque pensamos que ser exitoso y lograr alcanzar ese nivel económico nos proporcionara gran bienestar.

Así, día tras día, en nuestro afán de ser mejor socialmente, vamos acumulando pequeños déficits, que en un futuro no muy lejano serán los causantes principales de nuestra destrucción. Tú decides qué comer para el desayuno, y qué comer para el almuerzo, durante todo el día estás haciendo decisiones que pueden hacer una diferencia entre tu Bienestar y tu Enfermedad.

Pero, cada día a partir de hoy, si tu quisieras, puedes hacer una gran diferencia entre Salud y el Estado Físico, Espiritual y Mental óptimo al que se le llama **Bienestar.**

El Bienestar ha sido definido como una Decisión Personal, un estado de salud óptima, que ofrecen un estilo de vida caracterizada por la responsabilidad personal y la mejora de la salud física, Mental y Espiritual.

Bienestar significa mucho más que no estar enfermo, mucho más que estar bien económicamente y ser exitoso socialmente. Bienestar significa tomar medidas para prevenir las enfermedades y lograr tener un estilo de vida más rico, balanceado y satisfactorio. El Bienestar y la Salud están relacionados; pero no son lo mismo. Por definición, Bienestar significa estar sano en Cuerpo, Mente y Espíritu. Por lo tanto, usted puede gozar de buena salud; pero a la vez no estar disfrutando de los beneficios que te aporta el Bienestar.

Para que puedas entender como la Salud y el Bienestar se relacionan, piensa en un carro. Cuando estas enfermo es como si tu carro estuviera en Reversa, cuando no estas enfermo(salud) es como si tu carro estuviera en Neutral. Cuando gozas de cambios positivos en tu salud, tu Espíritu y tu Mente, entonces te encuentras en marcha, en movimiento hacia delante y a toda velocidad, a eso se le llama Bienestar.

John Travis, M.D., creador de The Wellness Inventory, usa otra terminología para describir Bienestar. El compara los varios estados de Bienestar con un Iceberg. Solo acerca de un diez por ciento de la masa es visible, el resto está sumergido en el agua. Tu actual estado de salud es parecido a la punta del Iceberg. (Travis and Ryan, The Wellness Workbook, 2nd edition Berkeley, Ca, ten speed Press,1988).

"Para entender todo lo que crea y soporta tu actual estado de salud", dice Travis, "Tú debes mirar bajo el agua". El primer nivel escondido bajo el agua es - Tu Estilo de Vida y tus Comportamientos y consiste en lo que comes, cuan activo tu estas, como tu manejas el estrés y de cómo te proteges tú mismo de los peligros.

Más debajo de esta dimensión o nivel se encuentra el nivel Cultural/psicológico/ motivacional, las muy frecuentes influencias que nos llevan a elegir un determinado estilo de vida.

La Base del Iceberg es "Espiritual/Ser/Significado", lo cual abarca cuestiones como tu razón de Ser, el significado de tu vida y tu lugar en el universo. Finalmente dice Travis, "Este reino determina la punta del Iceberg, representando tu estado de salud, Enfermedad o Bienestar.

Quisiera explicarles un poco más detallado estas dimensiones, porque al igual que el Dr. Travis, pienso que son la base para cualquier cambio que hagamos en nuestra salud.

Las Dimensiones del Bienestar

Como un Iceberg, solo una pequeña parte de tu Bienestar Total es visible, tu estado actual de salud está escondido en las profundidades, no en el agua de los mares, sino en el amplio océano que compone tu vida. Es importante que podamos tener control y balance de los mismos con el fin de lograr plenitud de Bienestar.

Bienestar Físico:

Para alcanzar un Bienestar Físico Óptimo, debemos tomar pasos positivos que nos alejen de las enfermedades y que por el contrario nos acerquen al buen vivir. Debemos Nutrir a nuestro cuerpo como es debido, ejercitarse regularmente y evitar sustancias y comportamientos nocivos, estar pendientes de señales prematuras de enfermedades y protegernos de accidentes.

Bienestar Psicológico:

Así como el Bienestar Físico, el bienestar Psicológico es más que la ausencia de problemas y enfermedades. El Bienestar Psicológico se refiere a nuestro estado mental y emocional, que son nuestros pensamientos y nuestros sentimientos. Es tener noción y aceptar un amplio campo de sentimientos en uno mismo y en los demás, es la habilidad de expresar emociones y lidiar con los retos del estrés. Tu puedes crear tu mundo, con tus pensamientos.

Bienestar Espiritual:

Ser Espiritual no significa pertenecer a una Religión formal. Su componente esencial es la creencia en algún sentido u orden en el universo, un elevado poder que le da un gran significado al ser humano. Un individuo espiritualmente saludable sabe identificar su propósito básico de vida, aprende a cómo experimentar amor, paz y regocijo y además se ayuda el mismo y a los demás a alcanzar su total potencial de vida. Se preocupa por dar, perdonar y atender las necesidades de otra persona antes que la de El mismo.

Bienestar Social:

El Bienestar Social se refiere a la habilidad de inter-actuar efectivamente con otras personas y con el entorno social, con el objetivo de desarrollar relaciones interpersonales satisfactorias y llenar así diferentes roles sociales.

Conlleva a participar y contribuir con tu comunidad, vivir en armonía con los seres humanos que te rodean desarrollando relaciones interdependientes con otros y practicando saludables comportamientos sexuales.

Un creciente número de estudios indican que el aislamiento social incrementa los riesgos de enfermedad y mortalidad. En un estudio de 4,725 personas hombres y mujeres en Alameda, California, el promedio de muerte en estas personas solitarias fueron dos veces más alta que en personas con fuertes ataduras sociales (8)

Bienestar Intelectual:

El cerebro es el único órgano capaz de tener con-ciencia de sí mismo. Todos los días usamos nuestra mente para reunir procesos, informaciones y pensar a través de nuestros valores. Nos pornernos metas y pensamos cómo resolver las diferentes situaciones que se nos presentar durante el día.

Precisamente el Bienestar Intelectual se refiere a tu habilidad de pensar y aprender de las experiencias de la vida diaria, tu capacidad de abrirte a nuevas ideas, de cuestionar y evaluar información. Durante tu vida usas estas habilidades de pensar para evaluar y proteger tu salud.

Otro componente importante del bienestar intelectual es la "inteligencia emocional". La cual consiste en autoconciencia, motivación personal, empatía y la habilidad de amar y ser amado por amigos, compañeros, y familia. Personas con alta inteligencia emocional son más exitosos en los hogares, en los trabajos desarrollando relaciones y carreras.

Bienestar Ambiental:

Tú vives en un ambiente físico y social que puede afectar cada aspecto de tu salud. El bienestar ambiental se refiere al impacto que tu mundo ejerce en tu estilo de vida. Esto significa protegerte tú mismo de los peligros en el aire, agua, tierra y en productos de usos diarios, además trabajar para preservar tu medio ambiente. Como parte activa de tu medio ambiente, es tu deber proteger todo lo que te rodea y comprometerte por hacer de tu entorno un mejor lugar para vivir.

Como puede ver, estos aspectos que determinan su Bienestar dependen totalmente de Usted. La capacidad que desarrollemos para lidiar con ellos, nos pondra en los niveles mas altos de Salud y Bienestar.

Usted tal vez no conozca algunos aspectos de nutricion que lo pueden llevar a deteriorar su salud. Es por eso, que nos hemos dado a la tarea de reunir la informacion que a continuacion le brindaremos. Deseando, que usted la pueda usar como referencias a la hora de hacer sus transformaciones.

Trabaje con el medico que Usted elija, siempre que cumpla con sus expectativas. Pero no olvide que Usted tiene el Control de su Salud y Bienestar

CAPÍTULO 2

¿Por Qué Engordamos?

Según la organización mundial de la salud (OMS) cada año mueren, como mínimo, 2,8 millones de personas a causa de la obesidad o sobrepeso. La mayoría de las personas con sobrepeso puede perder peso con éxito; pero gran parte de Ellos ganan el peso en un periodo de 5 años.

Esto ocurre por muchas razones, pero la principal, en mi opinión, es el desconocimiento ante los diferentes retos a los que nos enfrentamos con la alimentación moderna.

Las personas ganan pesos por muchas razones. Los científicos han descubierto el gen de una proteína que envía señales al cerebro para detener el consumo de alimentos o acelerar el metabolismo y usar calorías extras. Si este Gen está defectuoso, puede contribuir a la ganancia de peso. Por eso el descubrimiento de una predisposición genética que aumenta el peso explica en parte, que niños con padres obesos tienden a ser obesos ellos mismos, especialmente si ambos padres son obesos.

Además, una proteína llamada leptina puede jugar algún papel en la pérdida de peso de las personas.

La leptina es una hormona producida por sus células de grasa. La función de la leptina es decirle al cerebro que tiene suficiente grasa almacenada, que ha comido suficiente y que comience a quemar calorías a un ritmo normal.

La leptina no funciona sólo con su metabolismo y suministros de grasa. También está involucrada en el sistema inmunológico, la fertilidad y regulación de cuánta energía quema (10).

Ahora, los Genes y las Leptinas no son los únicos culpables de su aumento de peso, la obesidad es un complejo y serio desorden con múltiples causas. Estas incluyen:

•Factores de Desarrollo: Algunas personas obesas tienen un Alto Número de Células Grasas, otras tienen Extensas Células Grasas y las personas más obesas poseen ambos tipos de Células. Mientras que los tamaños de las Células Grasas pueden crecer en cualquier momento de nuestra vida, el número es predeterminado durante la juventud, posiblemente como un resultado Genético, o por una mala o demasiada alimentación.

•Determinante Social: Personas con clases sociales más bajas tienden a ser más obesos. Por razones como la dificultad para comprar comidas de calidad y educación entre otras, hacen que se incremente la obesidad entre estos sectores de población.

•Actividad Física: Personas obesas tienden a llevar una vida más sedentaria lo que les impide gastar las calorías que comen extras. La actividad física previene la obesidad aumentando el gasto calórico, disminuyendo la ingesta de comidas y aumentando la tasa metabólica en reposo.

• Influencias Emocionales: Las emociones juegan algún papel en los problemas de peso, muchas de las personas cuando están molestas o tienen diferentes situaciones en sus vidas, tienden a comer en exceso a emborracharse y a purgarse.

• Malnutrición: Se refiere a la ingesta de alimentos de mala calidad o bajo índice nutritivo. En estos tiempos donde la Industrialización de los Alimentos ha alcanzado altos niveles, es fácil encontrarse en los supermercados productos de muy mala calidad nutritiva que pueden provocar un deterioro de tu salud. El desconocimiento te puede provocar que caigas en problemas de sobrepeso.

• Estilos de Vidas: Personas que pasan más de 3 horas sentados durante el día, tienen 2 veces más chance de ser obesos que las personas que pasan 1 hora. Los estudios no saben con exactitud si las personas ven más televisión porque son obesos, o sin son obesos porque ven más televisión.

Existe otro aspecto muy importante y que no podemos pasar por alto y es el papel de la hormona Insulina en nuestro cuerpo.

El Papel de la Insulina en nuestro Cuerpo

La insulina es una hormona principal que regula el metabolismo, es secretada por las β-células de los islotes de Langerhans del páncreas. La principal función de la insulina es contrarrestar la acción concertada de varias hormonas generadoras de hiperglucemia y para mantener bajos los niveles de glucosa en sangre. (11)

La insulina juega muchos roles en el cuerpo humano; pero uno muy crítico, es mantener la azúcar que está en la sangre bajo control. Usted va a empezar a excretar insulina (desde el páncreas) mucho antes que empieces a comer. Sí, como lo escuchas, solamente por el hecho de pensar en comer, ya empieza la secreción de la misma, a esto se le llama **Estímulo Pavloviano** y ocurre inconscientemente. En efecto, esta insulina está preparando tu cuerpo para la comida que tú estás a punto de recibir. Inmediatamente que usted realice la primera mordida, más insulina será secretada al torrente sanguíneo. Asimismo cuando la glucosa de la comida empiece a fluir o a circular, aún más insulina empieza a salir del páncreas.

La insulina, entonces, manda señales a las células a través del cuerpo, para incrementar la capacidad de absorción de la glucosa desde el torrente sanguíneo. Inmediatamente, las células comienzan a quemar alguna de esta glucosa, para usarla como energía y almacenar alguna para su futuro uso. Además de esto, las células de los músculos almacenan glucosa en forma de una molécula llamada Glucógeno, las células del hígado, también almacena parte de este glucógeno y convierten parte del mismo en grasa y las células grasas lo almacenan como grasa.

Para asegurar que tengamos suficiente espacio para almacenar toda esa grasa, la insulina, también trabaja para crear nuevas células grasas. En caso de que las que ya tenemos se vayan llenando, también, la insulina le da señales al hígado para no quemar los ácidos grasos y que los reempaque nuevamente en triglicéridos y los mande de regreso al tejido adiposo. En otras palabras, todo el trabajo que la insulina hace, es aumentar la cantidad de grasa que nosotros acumulamos y disminuye la grasa que quemamos.

ósea, la Insulina trabaja para hacernos más Gordos.(1)

El punto de todo esto es algo que ha sido conocido y mayormente ignorado por más de 40 años, la única cosa que debemos hacer para adelgazar. Si queremos que la grasa salga de nuestros tejidos y sea utilizada, es bajar los niveles de insulina en nuestro sistema sanguíneo, así es como **Yalow y Berson** lo llamaron en 1965: liberando grasa desde nuestros tejidos grasos y quemando la energía, ellos escribieron," *Se requiere solamente el estímulo negativo del déficit de insulina*" (13)

Si podemos lograr que nuestros niveles de insulina caigan lo suficientemente bajo (el efecto negativo del déficit de insulina) podemos quemar nuestra grasa acumulada, si no somos capaces de crear este déficit, Entonces no podremos quemar la grasa acumulada, en resumen: **La ciencia nos dice, que cuando secretamos insulina, o si los niveles de insulina en nuestra sangre son anormalmente elevados, estaremos acumulando grasa en los tejidos adiposos. (14)**

Ahora, ¿Cómo podemos evitar los altos niveles de insulina en nuestra sangre?
Siga leyendo y en los capítulos que siguen les hablaremos del nutriente principal que eleva los niveles de insulina en sangre.

CAPÍTULO 3

Cambiando Las Causas

El hecho que Usted esté sufriendo de alguna de estas causas, no lo condena a una vida de obesidad y sedentarismo. Ya sea porque lo heredó en sus Genes, o porque usted lo estímulo con prácticas sedentarias y excesos de alimentos de mala calidad nutritiva, les puedo asegurar, que la solución está en sus manos.

Se ha demostrado que los cambios de estilos de vidas mejoran en gran medida tu estado de bienestar en general. Los investigadores de la Universidad de Tufts donde el Gobierno Federal estadounidense patrocina un gran centro para el estudio del envejecimiento humano, han demostrado, que los principales síntomas del envejecimiento biológico se pueden mejorar mediante el incremento de la actividad física y el mejoramiento de la dieta alimenticia. Dos científicos de esta universidad William Evans y Brian Rosenberg han confirmado estos hallazgos en su libro llamado "Biomarkers". Ellos hablan acerca de 10 marcadores de la edad que ahora se consideran reversibles (15)

De acuerdo con esta investigación:

" la edad avanzada no es una condición estática ni Irreversible, al contrario, es un estado Dinámico, que en muchas personas puede ser cambiado para mejorar, no importa cuántos años tenga, ni cuán maltratados han sido sus cuerpos en el pasado" ...

Así es, usted tiene una segunda oportunidad para arreglar los errores que ha cometido en contra de su cuerpo, lo puede rejuvenecer, puede ganar vigor, vitalidad, fuerza muscular y resistencia aeróbica. Estos estudios se han basado en una investigación de personas con edades entre 70 y 90 años.

Estos biomarcadores que usted puede mejorar a partir de hoy no sólo pueden extender su vida, sino que también la puede hacer mucho más placentera. Simplemente tome acción y siga algunos de los consejos que le daremos a lo largo de este libro y que los pueden ayudar a cumplir con sus metas de Salud y Bienestar.

Biomarcadores de Salud y Bienestar:

1. Masa muscular delgada.
2. Fuerza
3. Tasa de metabolismo basal.
4. Grasa corporal.
5. Capacidad aeróbica
6. Presión sanguínea
7. Tolerancia al azúcar sanguíneo
8. Proporción colesterol / HDL.
9 .Densidad ósea.
10. Regulación de la temperatura corporal

Cambiando la Genética

Si alguien alguna vez alguien le dijo: " Tú naciste obeso y vas a seguir así, porque es una herencia de familia."

Dejeme decirle que esto puede ser verdad, si Usted decide no hacer nada al respecto. Como les mencione en la introducción, en las últimas décadas cientos de descubrimientos científicos nos han demostrado que el envejecimiento humano depende del individuo en un grado mucho mayor del que habíamos pensado.

Somos las únicas criaturas en la tierra que podemos cambiar nuestra biología, cambiando nuestra forma de pensar. Ahora, la ciencia emergente sobre la epigenética está ofreciendo algunas respuestas que ponen a su alcance el verdadero control.

Según algunos científicos: *cambiar su salud puede ser tan "simple" como cambiar sus pensamientos y creencias (16)*

"Lo contrario a lo que muchas personas están creyendo, si se pone mucho énfasis en los genes se puede determinar que el comportamiento humano no es más que la teoría y la doctrina," dice Konstantin Eriksen

"Somos libres de tomar decisiones que afectan nuestras vidas y las de los demás... Nuestras creencias pueden cambiar nuestra biología. Tenemos el poder de sanarnos nosotros mismos, aumentar nuestros sentimientos de autoestima y mejorar nuestro estado emocional."

Contrariamente a la creencia de Newton de que nuestro cuerpo es una máquina biológica, la ciencia epigenética revela que usted es una extensión de su entorno, que incluye todo, desde sus pensamientos y sistemas de creencias, hasta exposiciones tóxicas, exposición a la luz solar, ejercicio y por supuesto, todo lo que usted elige poner tanto dentro como fuera de su cuerpo.

La epigenética destruye la idea de que usted es una víctima de sus genes, y muestra que usted tiene el poder para dar forma y dirigir su salud física. Así que la buena noticia es que usted tiene el control de sus genes... Puede alterarlos regularmente, dependiendo de los alimentos que come, aire que respira y los pensamientos que usted tiene. Usted puede comenzar a hacer esto por su propia cuenta, mucho antes de que manifieste una enfermedad.

Al llevar una vida sana, con una nutrición de alta calidad, ejercicio, exposición limitada a las toxinas y una actitud mental positiva, con esto animará a que genes expresan comportamientos positivos que combatirán las enfermedades. (17)

Por otro lado, está El hecho de las costumbres y los hábitos que hemos heredado de nuestros familiares. Muchas veces no son los genes, sino las malas costumbres que se van repitiendo de generación en generación, los malos hábitos de nutrición y la falta de ejercicio físico, acompañado de la baja autoestima que desarrollan este tipo de personas durante su vida. Aspectos estos que usted puede cambiar cuando lo desee.

Una vez que usted sabe que su genética no lo va a detener, es hora de pasar a tomar acción para el cambio.

Determina tu Punto de Referencia

Como debes saber, no puedes empezar ningún cambio en tu alimentación si no conoces tu condición médica actual. Mi recomendación siempre es, que debes consultar con tu médico de cabecera antes de realizar cualquier cambio en lo que a tu salud respecta. En muchas ocasiones pensamos, que, por no sentir ningún malestar físico, estamos bien de salud; pero desgraciadamente, esto no es siempre cierto.

Las enfermedades no surgen en un día, estas son el resultado de acumular pequeñas deficiencias en el diario vivir, y que en un momento determinado el cuerpo las expone a manera de autoprotección. Por esta razón siempre le sugiero a mis clientes que se realicen un grupo de exámenes que nos van a servir como punto de referencia para comenzar con los cambios.

Usa estos exámenes; pero consulta con tu médico para ver si él tiene algunos más que te puedan ser útiles en tu propósito.

En muchas ocasiones, los Medicos deciden no hacer estos tipos de chequeos porque creen que no son necesarios. Si este fuera su caso, usted tiene el derecho de exigir que se les practique, al final usted es quien paga por ellos y quien se va a beneficiar de los resultados.

Examen	Nivel Ideal
Azúcar en la sangre en ayunas	Menos de 95 miligramos por decilitros (mg/dl)
Insulina en Ayunas	Menos de 8µLu/ml (lo ideal es que sea menos de 3)
Hemoglobina A1C	4.8 a 5.4%
Fructosamine	188 a 223 µmol/L
Homocisteína	8µmol/l o menor
vitamina D	80 ng/ml
Proteína C reactiva	0.00a 3.0 mg/l
Prueba de sencibilidad al Gluten	Negativa

Estos exámenes de laboratorio deben ser tomados antes de empezar cualquier cambio en sus regímenes de nutrición y ejercicios. Los mismos le darán una referencia de su estado de salud actual y según vaya usted avanzando en su programa de transformación se los debe ir repitiendo según su médico lo recomienda.

Tenga en consideración que quizás tenga que pasar unos meses para que pueda notar una mejoría en estos parámetros sobre todo en la hemoglobina A1C, la cual suele medirse cada tres o cuatro meses.

¿Por qué estos exámenes?

Cada uno de estos exámenes van hablar de usted, de sus características específicas, de cómo está su estado actual de salud. No podemos basar los cambios que vamos a realizar en las experiencias adquiridas por otras personas, no podemos cambiar la nutrición Porque a mi amigo o algún conocido le resultó un determinado plan de nutrición o plan de ejercicios. Estos exámenes me van a indicar mi Punto de partida y en base a ellos tenemos que trabajar. Su cuerpo es único, su salud es única, su físico se va a desarrollar de acuerdo a las características biológicas y a las características psicológicas que usted pueda cambiar. No importa si otros tuvieron éxito, o si otros fracasaron.

Enfermedades como Obesidad, Diabetes, Alzheimer, Enfermedad Celíaca, Abortos espontáneos, Alcoholismo, Antojos de Azúcar, Autismo, Cáncer, Cardiopatías, entre otras (ver tabla 1.1), se pueden derivar de tan solo por ejemplo ser intolerante al gluten, o tener alto los niveles de Hemoglobina A1C. (18)

Por esto yo siempre recomiendo a mis clientes estos sencillos exámenes; pero muy efectivos a la hora de empezar un cambio en su estilo de vida. Pida a su médico que le explique un poco más acerca de estos parámetros y de cómo puede mejorarlos en caso de que lo necesite.

Un examen a tener en cuenta por lo poco usual del mismo es La Prueba de Sensibilidad al Gluten. Pídesela a su Médico porque hay muchas razones para sospechar que usted tiene intolerancia, si padece, de algunos de las enfermedades o síntomas de salud antes mencionados.

¿Qué es el Gluten?

El gluten, presente en muchos tipos de cereales distintos, es una glicoproteína. Entre otras funciones, actúa como elemento aglutinante, es el cemento que une los diversos ingredientes en panadería y pastelería, (para procesar carbohidratos) responsable de la consistencia elástica de las masas. El gluten es un agente gelificante y emulgente, que liga las moléculas de agua y por tanto funciona eficazmente como elemento estructurador. Precisamente estas propiedades son las que lo hacen tan apreciado entre panaderos, reposteros y fabricantes de este tipo de productos.

En 2005 entró en vigor la obligación de señalar la presencia de ingredientes que son causa de alergias e intolerancias alimentarias frecuentes. Entre ellos se encuentra el gluten.

El gluten no es indispensable para el ser humano. Se trata de una mezcla de proteínas de bajo valor nutricional y biológico, con bajo contenido de aminoácidos esenciales, por lo que desde el punto de vista de la nutrición su exclusión de la alimentación no representa ningún problema y puede ser fácilmente sustituido por otras proteínas animales o vegetales cuando es preciso realizar una dieta libre de gluten.

Estos son los cereales que contienen gluten: trigo, centeno, cebada, escanda, espelta, triticale, farro, kamut, espelta verde, bulgur y avena. Es preciso adoptar precauciones ante todos los alimentos que se preparan con estos ingredientes. Entre ellos los productos horneados (panes y pasteles, etc.) las pastas el muesli, los copos de cereales y otros.

Debe extremar las precauciones al comprobar las listas de ingredientes de los alimentos procesados, como platos precocinados, salsas de soja, embutidos, preparados, sazonadores y mezclas de especias, helados, chocolates, dulces o chicles.

Algunos alimentos no indican directamente la presencia de gluten, por ello es necesario que los celíacos presten especial atención a las listas de ingredientes.
Entre los cereales libres de gluten de la naturaleza están el maíz, el arroz, el mijo, el alforfón, el amaranto, el tef y la quinoa. Las patatas y los frutos secos tampoco contienen gluten.

Aun así, si va a utilizar harinas elaboradas con estos cereales, tiene que vigilar el riesgo de contaminación y optar preferentemente por harinas marcadas como sin gluten.

Además, todos los demás alimentos naturales sin gluten son ideales y necesarios en una dieta sin gluten: frutas y verduras, frutos secos, leche entera ylácteos, nata, queso fresco o curado tipo parmesano, carnes, pescados, huevos.

Si usted desea eliminar algunos de los síntomas o padecimientos provocados por el gluten le sugiero que se informe un poco más acerca de este tema con su Médico de cabecera.

SEÑALES DE INTOLERANCIA AL GLUTEN

A continuación, encontrarás algunos de los síntomas y enfermedades asociadas con la intolerancia al Gluten. Aunque usted no presente ninguno de estos síntomas, les recomiendo que se haga el examen de intolerancia.

1. Abortos espontáneos
2. Alcoholismo
3. Antojos de azúcar
4. Pérdida del equili-brio
5. Autismo
6. Cáncer
7. Cardiopatías
8. Crecimiento retardado
9. Depresión
10. Dolor en el pecho
11. Dolor oseo/osteopenia/osteoporosis
12. Enfermedad de Parkinson
13. Enfermedades recu-rrentes
14. Epilepsia/convulsiones
15. Esclerosis lateral amiotrófica
16. Infertilidad
17. Intolerancia a la lac-tosa
18. Mala absorción de los alimentos
19. Migrañas
20. Náusea/vómitos
21. Niebla cerebral

Tabla 1.1 (" www.huffingtonpost.com/ dr david-perlmut-
ter md)

Si los exámenes de intolerancia al gluten le salen
positivos, consulte con su médico para recomendaciones,
también le sugiero que visite la página del Dr. David
Perlmutter para más detalles acerca del Gluten y sus
recomendaciones (según www.huffingtonpost.com/
dr-david-perlmutter-md.)

Una vez que tengamos los resultados de los exámenes, podemos empezar por estabilizar los parámetros anormales. Con solo seguir las recomendaciones
que le vamos a brindar a continuación, usted debe mejorar por completo y en el mejor de los casos eliminar las
anomalías.

CAPÍTULO 4

Malnutrición: Conociendo lo que nos enferma

Todos estos síntomas o enfermedades tienen un denominador común: La Mala Nutrición a la que nos exponemos diariamente, en particular al consumo de carbohidratos procesados.

¿Qué son los Carbohidratos?

La palabra carbohidrato o literalmente "hidratos de carbono" nos dice exactamente de qué están compuestos, la palabra hidratos viene de agua y carbonos viene de carbón. Los carbohidratos están compuestos de carbón, hidrogeno y oxígeno y son una de las fuentes de energía para el cuerpo. Los carbohidratos en la dieta son los almidones y los azúcares encontradas en granos, vegetales, legumbres y frutas, también encontramos carbohidratos en los productos lácteos; pero muy pocos en las carnes.

A través del proceso de digestión y absorción de los carbohidratos provenientes de los vegetales, frutas, granos, y la leche se obtiene una sustancia llamada Glucosa, cuya función principal es suministrar energía al cuerpo, nuestro cerebro, glóbulos rojos, sistema nervioso, al feto y la placenta. Aun cuando estamos usando la grasa de nuestro cuerpo para convertirla en energía, una pequeña cantidad de Glucosa es necesaria para poder usar estas grasas.

Esta glucosa circula por el torrente sanguíneo para proveer de energía a las células.

Los dos Tipos Principales de Carbohidratos son:

SIMPLES (azúcares) Y COMPLEJOS (almidones y fibras). Esta clasificación depende de la estructura química del alimento y de la rapidez con la cual se digiere y se absorbe el azúcar.

Los carbohidratos simples tienen uno (simple) o dos (doble) azúcares, mientras que los carbohidratos complejos tienen tres o más.

Los carbohidratos Simples, tienen muy poco, o en muchos casos, ningún valor nutritivo para el cuerpo, y, por lo tanto, es recomendable que su consumo se limite a pequeñas cantidades (cosa que no hacemos) o se eliminen totalmente. Otra característica muy importante es que, en comparación con los hidratos de carbono complejos, los carbohidratos simples son digeridos por el cuerpo más rápidamente, debido a que tienen una estructura química muy simple.

Para contrarrestar este efecto, nuestro organismo segrega una hormona llamada Insulina (de la que hablamos en el capítulo anterior), cuya función es trasladar el azúcar de la sangre a las células, sobrecargando los sistemas de producción de energía de las células, por lo que una vez que estos requerimientos están cubiertos, el exceso de hidratos de carbono se convierte en grasa. Esto puede generar un aumento de los triglicéridos en sangre y producir complicaciones cardíacas.

Ejemplos de carbohidratos simples y procesados, tenemos cualquier cosa hecha con Harinas refinadas, Como panes, cereales de desayunos y pastas, almidones como el arroz, las papas y el trigo. Además los tenemos de forma líquida, como los refrescos, la cerveza y los jugos de frutas.

Todos ellos se digieren con rapidez, porque inundan el torrente sanguíneo con glucosa y estimulan el disparo de la insulina, la cual almacena el exceso de calorías en forma de grasas.

Los carbohidratos complejos están hechos de moléculas de azúcar que se extienden juntas en complejas cadenas largas. Dichos carbohidratos se encuentran en alimentos tales como guisantes, fríjoles, granos enteros y hortalizas.

Los hidratos de carbono complejos (almidones), a diferencia de los simples tardan más en ser absorbidos, por lo que producen una elevación más lenta y moderada de la glucosa en sangre. Ejemplos; cereales, legumbres, verduras y frutas. La fibra también es parte de estos glúcidos por eso el consumo de harinas, arroz o cereales integrales también produce una lenta asimilación.

En su composición se encuentran muchas moléculas de azúcar unidas por vínculos químicos. El organismo romperá estas cadenas gradualmente y los reduce a carbohidratos simples como el glucógeno, que posteriormente es almacenado como principal reserva energética, tanto en los músculos como en el hígado. Este lento proceso permite mantener bajo control los niveles de azúcar en la sangre y, al mismo tiempo, pone a disposición del cuerpo un combustible de larga duración. Es por esto por lo que los complejos tienen un impacto menor en los niveles de lípidos en sangre.

El Factor de la Fibra como Carbohidrato Complejo

Un cambio importante que debe hacer en su alimentación es aumentar la cantidad de fibra que consume cada día. Hay dos tipos de fibra: Soluble e Insoluble.

La fibra soluble puede absorber agua en su tracto intestinal, ralentizar el proceso de digestión y ayudarlo a sentirse satisfecho durante más tiempo.

La fibra insoluble aumenta el ritmo de la digestión, reduce el riesgo de cáncer de colon, previene el estreñimiento y ayuda a mantener el peso.

Un plan nutricional saludable y balanceado incluye tanto fibra soluble como insoluble.

La persona promedio que vive en los Estados Unidos consume aproximadamente 15 gramos de fibra al día. La Asociación Estadounidense del Corazón recomienda entre 25 a 30 gramos de fibra en una alimentación de 2000 calorías.

Creo que en realidad se necesitan unos 50 gramos de fibra por cada 1000 calorías que consuma con el fin de mantener un intestino saludable y una buena salud en general.

Los beneficios de una alimentación rica en fibra comienzan con regular la digestión de alimentos y la liberación de leptina y grelina. Estas hormonas son esenciales para lograr bajar de peso, sentirse satisfecho y prevenir la diabetes.

La fibra también reduce su riesgo de enfermedades cardíacas, normaliza sus movimientos intestinales, reduce sus niveles de colesterol, así como su riesgo de cálculos biliares y renales.

Las mejores fuentes de fibra en su alimentación provienen de alimentos enteros e incluyen:

• Semillas de Chia
• Bayas
• Almendras
• Coliflor
• Hortalizas de raíz y tubérculos como cebollas y batata
• Legumbres
• Chícharos
• Vegetales como brócoli y coles de Bruselas
• Cáscara de semilla de psyllium
• Ejotes
• Palomitas de maíz infladas, sazónelas con pimienta de cayena o canela
• Harina de linaza

Números Netos

Uno de los beneficios de consumir alimentos ricos en fibra es que puede reducir más fácilmente la cantidad de carbohidratos que consume. Cuando se metabolizan en su cuerpo, los carbohidratos se convierten en azúcar, lo que aumenta la liberación de insulina y afecta el funcionamiento de la leptina.

El número importante son los carbohidratos netos. Este número se calcula tomando el número total de carbohidratos en gramos que ha consumido en el día y le resta la cantidad de fibra en gramos. El resultado son sus carbohidratos netos. Una forma clave de prevenir la diabetes es manteniendo los carbohidratos netos por debajo de 50 gramos al día

La única forma de saber cuántos carbohidratos, fibra y carbohidratos netos consume es teniendo un diario de lo que come. Podría sorprenderle cuantos carbohidratos equivale consumir un sándwich, una pasta, una soda, galletas y pasteles – algunas veces hasta más de 350 gramos al día.

Este elevado nivel de carbohidratos aumenta su resistencia a la insulina y el mal funcionamiento de la leptina, lo que a su vez aumenta su riesgo de diabetes. A diferencia de lo que muchos hemos escuchado de los carbohidratos, la mayor parte del mundo depende de ellos, en algunos países el 80% o más de las calorías consumidas diariamente, provienen de ellos.

Desde Suramérica, Europa, y los EUA, todos dependen de este nutriente. Además de proveer energía, las comidas ricas en carbohidratos, como los granos completos, legumbres, frutas y vegetales, son una buena fuente de vitaminas, minerales, fibra, y fitoquímicos que pueden ayudar a disminuir el riesgo de enfermedades crónicas.

Ahora, ¿Dónde está el peligro de los carbohidratos?

Cuando los carbohidratos se procesan industrialmente pierden una buena parte de su valor nutritivo (vitaminas, minerales y fibras) y se convierten en alimentos que nos engordan con facilidad.

Los procesos industriales para refinar los carbohidratos (trigo, arroz, maíz) son violentos. Los carbohidratos que ya están refinados se convierten en harina de trigo, harina de maíz, endulzantes de maíz ("corn syrup"), papa deshidratada, harina de soja (soya) y otras formas de almidones o azúcares Estos alimentos están tan refinados y sus moléculas son ya tan pequeñas que el cuerpo humano los convierte en glucosa rápidamente sin mucho esfuerzo.

Todo este proceso que aumente demasiado la glu-cosa en el cuerpo creará un aumento de la excreción de la hormona Insulina en sangre. Por ende, sus efectos dev-astadores en nuestro cuerpo, provocando el aumento de nuestras células grasas y un exceso de almacenamiento de grasa corporal.

Los procesos modernos de fabricación de alimentos han fracasado completamente en mejorar la salud y au-mentar la longevidad.

La evidencia es bastante clara: El consumo cíclico de carbohidratos netos es el principal factor que determina la proporción de grasa corporal. Y los granos y azúcares procesados (en particular la fructosa) son los principales culpables de nuestra inmensa tasa de obesidad, diabetes y enfermedades crónicas.

Hay una respuesta a todas estas terribles tendencias de salud, y todo comienza con el refinamiento y proces-amiento de su alimentación. Este proceso ha permitido prácticas maneras de obtener los alimentos; pero no qui-ere decir que sea más saludables para nosotros.

Es más fácil llegar a la casa entrada la tarde, abrir la despensa, sacar una lata de frijoles, calentarla en el mi-croondas y ponerla en la mesa lista para comer. Ahora, una cosa muy diferente es que esa lata de frijoles no posee el mismo valor nutritivo que si se tomara ese mismo frijol, se preparara naturalmente y se pusiera a la mesa.

Pero claro, el problema del tiempo nuevamente. Así ocurre con todos los alimentos que tenemos a nuestro al-cance, es más práctico usar los alimentos procesados; pero no es más saludable. Así día a día vamos introduciendo a nuestro cuerpo toxinas, alimentos súper procesados, convirtiéndonos literalmente en Esclavos del tiempo y víctimas de la mala nutrición.

La mayoría de las personas simplemente consumen demasiados alimentos procesados, mucha cantidad de grasas poco saludables, carbohidratos netos y muy pocas grasas saludables, lo que ocasiona que aumente y se acumule grasa corporal adicional, y que se produzca una mayor resistencia a la insulina.

Según dice el Dr. Mercola, en uno de sus artículos investigativos (19)

...una causa fundamental de la mayoría de las enfermedades degenerativas es el hecho de que sus mitocondrias--las pequeñas cargas de energía ubicadas en la mayoría de las células corporales--no reciben suficiente cantidad del combustible adecuado. Como resultado, sus mitocondrias comienzan a deteriorarse y funcionar mal. Esta disfunción sienta la base para la subsecuente degradación de diversos sistemas corporales...

De acuerdo con las investigaciones del Dr. Mercola. Nuestras mitocondrias son alimentadas por ciertos nutrientes y dañadas por otros. Estas son consideradas como verdaderas centrales energéticas, con un rendimiento por encima del 50%, donde ocurre la oxidación de glúcidos, lípidos y aminoácidos, pasando a CO_2 y H_2O por la presencia del O_2 molecular y originando ATP por la liberación de energías. Por lo tanto, llevar una alimentación saludable es un recurso que apoya a la función mitocondrial y previene la disfunción, y la clave es tener una flexibilidad metabólica para quemar grasas.

La gran mayoría de las personas, quienes principalmente llevan una alimentación a base de alimentos procesados, queman carbohidratos(glúcidos) como su combustible principal, el cual tiene el efecto devastador de desactivar la capacidad de su cuerpo para quemar grasas.

Para que usted pueda entender este concepto, si usted hace una hoguera o una fogata y deposita en ella papel y Trozos de madera, el fuego va a quemar o a consumir primero los pedazos de papel, por ser estos más volátiles ante la presencia del fuego. No ocurriendo así con la madera, mientras que usted siga depositando Trozos de papel en el fuego, estos se van a seguir consumiendo antes que la madera. Algo parecido sucede dentro de las mitocondrias, cuando éstas usan la energía proveniente de los carbohidratos y deja a un lado las grasas.

Esta es una de las razones por la que la obesidad es tan frecuente, y por qué tantas personas encuentran casi imposible perder y mantener el peso, plantea el Dr. Mercola en el mismo artículo.

Un reciente estudio realizado por la Universidad de California en Los Ángeles (UCLA) demuestra que una dieta rica en fructuosa afecta la memoria y la capacidad de recordar y aprender.

El hallazgo de los científicos demuestra que los alimentos que consumen los seres humanos están íntimamente ligados a la forma en que su cerebro trabaja.

"Llevar una dieta rica en fructosa afecta a largo plazo la capacidad del cerebro para aprender y recordar información. Sin embargo, la ingesta de ácidos grasos, como el Omega-3, ayuda a contrarrestar los daños", dijo Fernando Gómez Pinilla, profesor de la UCLA.

El principal uso que se le da a este producto es como endulzante de bebidas gaseosas y jugos artificiales.

"Una alternativa mucho más saludable es consumir fructosa por medio de frutas; además de obtener las vitaminas que éstas contienen, aportan una importante cantidad de antioxidantes" ... dijo dicho profesor, Gómez Pinilla.

Lo que es peor, las sodas, los jugos, las bebidas deportivas y otras bebidas azucaradas comúnmente contienen fructosa. Tan sólo una lata de soda al día puede añadir 15 libras a su peso en el transcurso de un sólo año.

Efecto de los Carbohidratos en la Hormona Insulina

Como habíamos explicado en capítulos anteriores, la hormona insulina juega un papel fundamental en el aumento de las células adiposas y a su vez, en el almacenamiento de grasas en el cuerpo. Los carbohidratos, sobre todos los procesados, son el principal causante del exceso de insulina en el torrente sanguíneo, provocando daños y trastornos en el sistema hormonal.

Además de esto, la insulina, anula el efecto de otras hormonas. Si hay mucha cantidad de insulina alrededor, esto significa, que también hay muchos carbohidratos alrededor para quemar, que el nivel de azúcar en sangre está elevado, bloqueando la utilización de ácidos grasos que se encuentran en el sistema, para ser absorbidos por la célula. Como resultado, estas otras hormonas, liberarán la grasa desde el tejido adiposo, solamente cuando los niveles de insulina bajen.

Estos ácidos grasos, son necesarios para proveer la energía en las horas que no consumimos alimentos, especialmente, en horas de la noche cuando dormimos. Las células son alimentadas por ácidos grasos, lo cual nos permite dormir toda la noche sin tener que despertarnos para ir al refrigerador a buscar algo que comer. Pero la insulina bloquea el flujo de ácidos grasos desde las células, diciéndole a las otras células del cuerpo que quemen carbohidratos, entonces mientras que la azúcar en sangre regresa a niveles saludables, necesitamos proveernos de un combustible de reemplazo

Si los niveles de insulina permanecen elevados, la grasa no está disponible como energía, tampoco las proteínas, que pueden ser usadas por las células como combustible si es necesario.

La insulina también trabaja para mantener la proteína almacenada en los músculos, tampoco podemos hacer uso de los carbohidratos que fueron almacenados en el hígado y en el tejido muscular, porque la insulina mantiene este flujo bloqueado, provocando como resultado general, que las células se encuentren hambrientas por combustibles. Por ende nosotros literalmente nos sentimos hambrientos. Como resultado, o comemos algo rápido, o comemos mucho más a la hora de la cena, o ambas. Y así, Día tras día se crea un círculo vicioso, provocando más hambre, más almacenamiento de grasa en las células, en los músculos y mayor flujo de insulina en el torrente sanguíneo. Cuando este proceso se repite con el paso del tiempo, su tejido graso adiposo comienza a perder sus capacidades de señalización sistémica, lo que desencadena la resistencia a la insulina.

Aquí es donde su alimentación desempeña un importante papel. Lo que come podría beneficiar o afectar su salud. Otros factores que promueven la resistencia sistémica a la insulina son:

Fumar
Genes
Poco sueño
Falta de ejercicio
Estrés
Aceites vegetales ricos en omega-6
Bajos niveles de vitamina D//carencia de rayos del sol
Comportamiento sedentario
Niveles bajos de omega-3

¿Qué pasa con los Carbohidratos contenidos en las Verduras?

Estos carbohidratos, en particular los contenidos en verduras de hoja verde, como el brócoli y las espinacas, están ligados a fibras no digeribles. Por lo cual tardan más en descomponerse. En esencia, la fibra retrasa el proceso, lo que hace más lento el traslado de la glucosa al flujo sanguíneo. Además, las verduras contienen más agua que almidón, es lo que también disminuye la reacción del azúcar en la sangre cuando comemos frutas frescas, que evidentemente contienen fructosa; pero el agua y la fibra que contiene, diluyen el efecto del azúcar en la sangre.

Por ejemplo, si te comes una manzana y una papa horneada del mismo peso, la papa tiene un efecto mucho mayor en el azúcar de la sangre que la manzana acuosa y fibrosa. Esto no significa que la manzana y otras frutas comidas en exceso no te causarán problemas. Recuerda que nuestros ancestros o nuestros antepasados comían frutas; pero no lo hacían los 365 días del año. Comían solamente las frutas que se daban en la temporada y las que se daban en el área donde ellos habitaban. A diferencia de ahora, qué podemos consumir frutas durante todo el año, debido a la industrialización de las empresas alimenticias, las cuales permiten la exportación de las frutas desde un punto a otro del planeta.

Ahora, como siempre, decida usted qué tipo de carbohidratos va a comer; pero al decidir, recuerde darle vida a su cuerpo, decida por lo más natural, por lo menos procesado.

CAPÍTULO 5

El Mito del Colesterol

La gran mayoría--aproximadamente 80%--del colesterol en su cuerpo es producido por su hígado. El 20% restante proviene de su alimentación. Si usted consume menos, su cuerpo lo compensará al producir más y viceversa.

Contrariamente a la creencia popular, el colesterol es una molécula crucial necesaria para una salud óptima, y no es el culpable dañino que lo han hecho creer.

Dado que el colesterol es una sustancia grasa, tiene dificultades para viajar a través de su flujo sanguíneo a base de agua. Por lo tanto, se encapsula en una lipoproteína. La lipoproteína de muy baja densidad (VLDL, por sus siglas en inglés) que su hígado produce, transporta no sólo colesterol, sino también triglicéridos de su torrente sanguíneo a sus tejidos.

El VLDL se aferrará a los receptores de su tejido muscular, donde libera triglicéridos para ser utilizados como energía. Estudios señalan con exactitud, qué comer grasa no es la causa de tener altos niveles de triglicéridos (20)

Si sus triglicéridos son altos, significa que está comiendo demasiados carbohidratos netos, porque en realidad, lo que eleva los niveles de triglicéridos es el azúcar, no la grasa alimenticia. (21)

Una vez que la VLDL se ha desintegrado de los triglicéridos para ser quemada por energía (o almacenada como grasa si no está quemando la energía debido a la inactividad)

La VLDL se convierte en una lipoproteína de baja densidad (LDL, por sus siglas en inglés), que convencionalmente se conoce como el malo.

La lipoproteína de alta densidad (HDL, por sus siglas en inglés) se conoce comúnmente como colesterol, "bueno" y el HDL de hecho es beneficioso debido a que actúa como un gerente maestro, ayudando a proteger el LDL contra la oxidación y transportando los triglicéridos y colesterol dentro y fuera de la VLDL.

En una persona sana, el LDL será reabsorbido por el hígado después de aproximadamente dos días, donde se desintegra y se recicla. Este es un sistema fenomenal; Por desgracia, podría verse afectado en caso de consumir demasiados alimentos insalubres.

Como regla general, una alimentación con alto contenido de azúcar aumenta los niveles de LDL dañino , disminuirá los niveles beneficiosos de HDL, triglicéridos y, a menudo, incrementa el colesterol
total.

Todos estos son indicadores convencionales de la aterosclerosis o inflamación en las arterias que pueden desencadenar un ataque al corazón y que según el Dr. Thomas Dayspring, un lipidólogo (experto en colesterol), la mayoría de los ataques cardíacos se deben a la resistencia a la insulina. También ha dicho que el LDL :

"es un predictor prácticamente fútil para los problemas cardiovasculares".

Además, una encuesta en adultos de Carolina del Sur no encontró ninguna correlación entre los niveles de colesterol en la sangre con los llamados "malos" hábitos alimenticios , como el consumo de carne roja, grasas animales, mantequilla, huevos, leche entera, tocino, salchichas y queso. (22)

Si todavía está preocupado por el colesterol presente en su alimentación, vea las Directrices Alimenticias del 2015 de Estados Unidos, que fueron recientemente publicadas. Anteriormente, en el 2010, las directrices alimenticias de los Estados Unidos describieron a los alimentos ricos en colesterol como *"alimentos y componentes alimenticios para reducir". (23)*

Las últimas directrices finalmente han eliminado esta errónea sugerencia, e incluso agregaron a las yemas de huevo en la lista de fuentes sugeridas de proteína. El cambio largamente esperado llegó a través del asesoramiento del Comité Asesor para las Directrices Alimentarias (DGAC, por sus siglas en inglés), que reconoció lo que muestra la ciencia, que *"el colesterol no se considera un nutriente que sea motivo de preocupación por su consumo excesivo". (24)*

Los Medicamentos Para el Colesterol, No Muestran Ningún Beneficio Para la Salud Cardiaca.

Acerca de los medicamentos para el colesterol, ha habido mucha polémica. Las empresas farmacéuticas reclaman que los medicamentos para bajar los niveles de colesterol tienen que ser tomados para evitar los infartos y derrames cerebrales. Varios estudios han demostrado lo contrario. El siguiente es una muestra de ello: En octubre de 2015, la compañía farmacéutica Eli Lilly detuvo un ensayo de un medicamento llamado" **Evacetrapib**" para reducir el colesterol.

En abril de 2016, los resultados del estudio se presentaron en la reunión anual del Colegio Americano de Cardiología. Entonces los profesionales de la salud supieron cuán desalentadores eran los resultados del estudio.

El medicamento no tenía prácticamente ningún impacto en la salud cardiaca. Como informó el New York Times:(25)

...'' Noventa y dos pacientes que tomaban el medicamento tuvieron un derrame cerebral, en comparación con 95 pacientes en el grupo que tomaba un placebo. Y 434 personas que tomaban el medicamento murieron a causa de enfermedades cardiovasculares, tales como ataques cardiacos o derrames cerebrales, en comparación con 444 participantes que tomaban un placebo".

Debido a que la hipótesis sobre el colesterol es falsa, las terapias recomendadas, como una dieta baja
en grasa y en colesterol, y medicamentos para bajar el nivel del colesterol, hacen más daño que bien.

El Dr. Steven Nissen, de la Clínica de Cleveland dijo a The New York Times:

"Este tipo de estudios son señales de alerta". De hecho, en relación con la salud cardiaca, no es la primera vez que se descubre que un medicamento para reducir los niveles de colesterol es inútil, o peor. (26)

Grasas Vs Carbohidratos

Lo ideal sería que sus cuerpos tuvieran la flexibilidad metabólica para quemar carbohidratos y grasas como combustible.

Desafortunadamente, las grasas saturadas han sido erróneamente etiquetadas como dañinas, y cuando los fabricantes de alimentos comenzaron a eliminar las grasas de los alimentos procesados, añadieron azúcar. Durante mucho tiempo, esto fue visto como una saludable sustitución. Claramente, hoy en día, la evidencia demuestra la falsedad de esta perspectiva.

El colesterol es esencial para la vida. Forma parte de TODAS las células del cuerpo. Es imprescindible para la formación del tejido nervioso y la bilis. Un suministro adecuado de colesterol es vital para el funcionamiento del cerebro, puesto que forma parte de las conexiones sinápticas entre neuronas. Algunos estudios relacionan tanto la depresión como comportamientos violentos y tendencias suicidas con bajos niveles de colesterol.

El colesterol es esencial para el funcionamiento del sistema inmunológico, en concreto para la destrucción de los miles de células cancerígenas que generamos cada día. El cuerpo sintetiza la vitamina D a partir de colesterol, así como las diferentes hormonas sexuales.

Bajos niveles de hormonas sexuales (estrógenos y testosterona) provocan un descenso del Libido (deseo sexual), por tanto, una dieta baja en colesterol no sólo no te protege de las enfermedades cardiacas, sino que puede resultar desastrosa para tu vida sexual.

Las dietas bajas en grasas provocan deficiencias nutricionales. En primer lugar, las grasas contienen vitaminas liposolubles como la vitamina A, E, D, Coenzima Q10. De nada sirve compensar la carencia con suplementos vitamínicos, ya que el cuerpo necesita grasa para metabolizarlos.

Nuestro organismo no es capaz de sintetizar las vitaminas (excepto la vitamina D a partir del sol y del colesterol), por eso debemos ingerirlas con la dieta. Sin embargo, sí es capaz de fabricar colesterol. Si la cantidad de colesterol en la dieta no es suficiente, el cuerpo fabricará la cantidad que le falte. Los principales productores son el hígado y el intestino, en este orden, aunque cada célula del cuerpo es capaz de producir colesterol.

Esta es la razón por la que mucha gente sigue con el colesterol alto aún después de adoptar dietas pobres en grasa. ¡De hecho, el cuerpo puede producir 400 veces más colesterol al día que el que obtendremos comiendo 100 gramos de mantequilla! Entonces, ¿de qué nos sirven tantas privaciones en la dieta?

Para que el calcio se incorpore de forma efectiva en la estructura ósea se requiere al menos que un 50% de las grasas de la dieta sean saturadas. Las grasas saturadas también son necesarias para procesar los ácidos grasos Omega-3.

Beber leche desnatada es una de las peores elecciones que podemos hacer. Además de los riesgos que suponen para la salud, la pasteurización de la leche, las hormonas y antibióticos que contiene la leche que no es de producción ecológica.

A la leche y yogures desnatados se les añade siempre leche en polvo desnatada. Para pulverizar la leche se la somete a altas temperaturas y a una alta presión que oxidan el colesterol de la leche, además de producir nitratos, que son potentes carcinógenos.

Cuando suprimimos la grasa de la leche, solo nos queda azúcar, que es lo que realmente engorda. El azúcar se convierte en el hígado en triglicéridos. Altos niveles de triglicéridos, al contrario de lo que ocurre con el colesterol, sí suponen un riesgo para la salud.

Cuando su cuerpo quema principalmente carbohidratos como combustible, esto produce una excesiva cantidad de especies reactivas del oxígeno (ROS, por sus siglas en inglés) y radicales libres secundarios, que dañan las membranas mitocondriales celulares y el ADN, lo cual, ocasiona las enfermedades degenerativas que actualmente son tan frecuentes (27)

Las especies reactivas del oxígeno están implicadas en la actividad celular a una variedad de respuestas inflamatorias incluyendo las enfermedades cardiovasculares. Ejemplos concretos son los accidentes cerebrovasculares y ataques cardíacos.

En general, los efectos nocivos de las especies reactivas del oxígeno en la célula son:

Daños al ADN
Oxidación de ácidos grasos poliinsaturados
Oxidación de aminoácidos.

Los tipos de alimentación que son saludables y proporcionan un combustible más limpio, producen una cantidad inferior de ROS y radicales libres. Asimismo, las grasas son cruciales para la salud de las membranas celulares y muchas otras funciones biológicas.

Para reemplazar los carbohidratos, debe aumentar el consumo de grasas saludables, de modo que las grasas le proporcionen entre el 50% y 85% de sus calorías diarias. Algunos ejemplos de grasas saludables de alta calidad incluyen:

Aguacates, Cocos y aceite de coco (excelente para cocinar, ya que puede soportar temperaturas más altas sin oxidarse)
Grasas omega-3 de origen animal, que provienen del pescado graso con bajo contenido de mercurio, tal como el salmón silvestre de Alaska, sardinas y anchoas.
Mantequilla elaborada con leche orgánica, sin pasteurizar, de animales alimentados con pastura.
Frutos secos sin procesar (las nueces de macadamia y pecanas son ideales ya que tiene un alto contenido en grasas saludables, mientras que son bajas en proteínas)

Semillas, tales como sésamo negro, comino, calabaza y de cáñamo
Aceitunas y aceite de oliva (asegúrese de que esté certificado por terceros, ya que el 80% de los aceites de oliva son adulterados con aceites vegetales) (Food Renegade, Your Extra-Virgin Olive Oil is Fake)
Carnes de animales criados humanamente y alimentados con pastura (de pastoreo), de preferencia orgánicas. Evite los productos de origen animal que provengan de operaciones concentradas de alimentación animal.
Ghee (mantequilla clarificada), manteca y sebo de cerdo (excelentes para cocinar) Mantequilla de cacao sin procesar.
Yemas de huevo orgánicas y de animales criados en pastizales.

Las grasas que debe evitar incluyen a las grasas trans y poliinsaturadas altamente refinadas de aceites vegetales.

Estos últimos tiene un elevado contenido en grasas omega-6 dañadas, y cuando se calientan, crean tóxicos productos de oxidación, tales como los aldehídos cíclicos.

Cuando las grasas omega-6 poliinsaturadas son tomadas en grandes cantidades, no se pueden quemar como combustible. En vez de ello, son incorporadas en las membranas celulares y mitocondriales. Por lo tanto, se vuelven muy susceptibles al daño oxidativo, lo que finalmente perjudica a su maquinaria metabólica.

Mira lo que pasa, cuando sus mitocondrias y sus células, no está recibiendo la mejor calidad de nutrientes, sobre todo cuando recibe las grasas trans saturadas e hidrogenadas provenientes de la comida chatarra:

Si se excede con la pizza, macarrones con queso, papas fritas y helado, podría preocuparse por cómo afectará a sus muslos o sección media. Pero consumir comida chatarra en exceso no sólo es una cuestión de aumento de peso. Podría tener repercusiones mucho más graves que eso.

Por ejemplo, las personas que llevaban una alimentación centrada en macarrones con queso, embutidos, salchichones, mayonesa y comidas calentadas en el microondas con grasas no saludables, mostraron cambios negativos graves en su metabolismo después de sólo cinco días.

Después de llevar una alimentación basada en comida chatarra, los músculos de los participantes del estudio (12 hombres sanos en edad universitaria) perdieron la capacidad de oxidar la glucosa después de las comidas, lo que a la larga podría provocar resistencia a la insulina (28).

A pesar de que su consumo de calorías se mantuvo sin cambios, cuando los hombres comieron una dieta de comida chatarra su capacidad muscular de oxidar la glucosa fue dañada en tan sólo cinco días. Y estos fueron los resultados y las conclusiones a las que los doctores participantes arribaron:

"La respuesta normal a una comida, esencialmete fue debilitada o simplemente no existía después de cinco días de una alimentación alta en grasas, dijo (Matthew) Hulver (PhD, jefe del departamento de Nutrición Humana, Alimentos y Ejercicio en Virginia Tech Hulver).

Antes de pasar por una semana de una dieta rica en grasas, cuando los hombres comían comida normal vieron grandes aumentos en los objetivos oxidativos cuatro horas después de comer.

Esa respuesta fue borrada después de consumir grasa por cinco días. Y en condiciones normales de alimentación, la biopsia del músculo utiliza la glucosa como fuente de energía al oxidar la glucosa. "Después, esto fue esencialmente borrado", dice:

"Nos sorprendió lo grandes que fueron los efectos en tan sólo cinco días,"
Fuente: (http://espanol.mercola.com/)

¿Quiere Quemar Más Grasas?

Lo que impulsa a su cuerpo a quemar grasas como combustible es incrementar la cantidad de grasas y disminuir los carbohidratos netos (sin fibras). Consumir grandes cantidades de grasas y carbohidratos netos NO permitirá que su cuerpo realice esta transición ya que, en primer lugar, su cuerpo utilizará cualquier azúcar que esté disponible.

Si bien, todas las células corporales podrían utilizar a la glucosa para obtener energía, cuando quema grasas como su combustible principal, el hígado produce cetonas que se queman de una forma mucho más limpia, ya que generan menos cantidad de especies reactivas del oxígeno y radicales libres secundarios, en comparación con los azúcares.

Esto no quiere decir, que usted va a eliminar todos los carbohidratos de inmediato, porque esto lo llevaría a caer en un efecto rebote, obligandolo a regresar a su condicion original. Aquí lo importante, es ir eliminando poco a poco el exceso de carbohidratos procesados, hasta poder eliminarlos todos, ya que estos no son necesarios para nuestro organismo.

La adicción a este tipo de carbohidratos es más fuerte de lo que muchos pensamos, se ha comprobado científicamente que éstos son alrededor de 8 veces más adictivos que la cocaína.

El estudio, publicado en el American Journal of Clinical Nutrition (American Journal of Clinical Nutrition September 2013) examinó los efectos de los alimentos con alto índice glucémico en la actividad cerebral, utilizando imágenes de resonancia magnética funcional (fMRI).

Una docena de hombres con sobrepeso u obesos de 18 a 35 años consumieron una comida con alto índice glicémico y una con bajo índice glicémico. La fMRI se realizó cuatro horas después de cada comida de prueba. De acuerdo con los investigadores:

El estudio demuestra lo que muchas personas experimentan: Después de consumir una comida con alto índice glicémico, es decir, digerir carbohidratos rápidamente, el azúcar en la sangre inicialmente aumenta, seguido por una caída brusca pocas horas más tarde. El fMRI confirmó que esta caída de la glucosa en la sangre activa una región relacionada con el comportamiento adictivo, conocida como Núcleo Accumbens.

Lo que quiere decir que si usted los trata de suspender bruscamente va a caer en un déficit de azúcar muy alto. Cuando le digo alto es comparado a los niveles que usted está acostumbrado a tener en el consumo de estos carbohidratos, lo que le va a provocar una ansiedad muy fuerte durante el día, provocando que usted vuelva a depender de ellos con el tiempo.

Lo que le sugiero es que haga lo que recomendamos en el capítulo que hablamos de 0 a 365%, vaya disminuyendo el consumo gradualmente y poco a poco, su cuerpo va a dejar la dependencia de los mismos.

¿Qué es El Indice Glicémico?

Según la Asociación Americana de la Diabetes (ADA), por sus siglas en ingles.
El índice glucémico (glycemic index o GI) mide en qué medida los alimentos que contienen carbohidratos elevan la glucosa en la sangre.

Los alimentos se clasifican en base a cómo se comparan a alimentos de referencia, ya sea glucosa o pan blanco. Un alimento con un GI alto eleva la glucosa en la sangre más rápido que los alimentos con un GI mediano o bajo.

La planificación de las comidas con GI requiere escoger alimentos que tienen un GI bajo o mediano. Si come alimentos de GI alto, puede combinarlos con alimentos de GI bajo para ayudar a balancear la comida.
(Vea más en: http://www.diabetes.org/es/alimentos-y-actividad-fisica.

Tampoco quiere decir que usted se va a poner a comer grasas y proteínas sin medidas, recuerde que todos los excesos van a provocar acumulaciones. Veamos Cuánta proteína necesitamos comer para mantener nuestra pérdida de grasa corporal, aumentar el metabolismo en reposo y restaurar el daño causado por los carbohidratos procesados.

CAPITULO 6

El Dilema de las Proteínas

Mucha Gente comenta:

… debemos aumentar el consumo de proteínas para ganar masa muscular, así podemos perder más grasa corporal ya que al aumentar la masa muscular, ésta produce más gastos calóricos en el cuerpo y mantiene los niveles de grasas corporales bajos …

Vamos a ver qué nos dicen las evidencias acerca de esto:

Con la popularidad de las dietas "ricas en proteínas," usted podría estar tentado a creer que no es posible consumir una cantidad excesiva de proteínas. Pero la verdad es que el consumo excesivo de proteínas puede ser en realidad bastante perjudicial para su salud.

Comer más proteínas de las que su cuerpo necesita interferirá con sus metas de salud física en diferentes formas, incluyendo aumento de peso, grasa corporal, estrés hepático, deshidratación, y desmineralización en los huesos. (29)

A medida que envejece, durante el embarazo y la actividad física el consumo de cantidades suficientes de proteína de alta calidad es especialmente importante, ya que su capacidad para procesar la proteína disminuye con la edad, aumentando así sus necesidades de proteínas.

Esto es especialmente cierto en el envejecimiento de los Hombres. La proteína ayuda a preservar la masa muscular que se pierde normalmente con la edad. La proteína de alta calidad de animales alimentados con pastura es utilizada más fácilmente por el cuerpo que la proteína de origen vegetal. (30)

Un exceso en el consumo de proteínas no va a provocar una ganancia muscular. Para que usted pueda obtener una ganancia muscular significativa tiene que hacer ejercicios donde el objetivo principal es la hipertrofia muscular. Luego, restaurar todas estas fibras musculares, a través de la proteínas, grasas y carbohidratos. De otra forma usted no va a tener un aumento en su masa muscular. En otras palabras, la proteína reconstruye el músculo, luego del estrés provocado por el ejercicio y te ayuda a mantener ciertos niveles de masa muscular en las personas mayores de 30 años, donde empiezan a experimentar síntomas de deterioros musculares, como es el caso de la Sarcopenia. (31)

(La sarcopenia, definida etimológicamente, refiere a la reducción cuantitativa de la masa muscular y por ello lleva implícito la disminución de la fuerza, así como de la tolerancia al ejercicio) (32)

Además de esto, estudios han demostrado, que las personas mayores de 50 años deben consumir un poco más de proteínas que las demás personas, esto es debido a la misma pérdida de masa muscular provocada por la sarcopenia, que lleva consigo un debilitamiento muscular, causando en muchas ocasiones, resistencia a la insulina, bajo contenido de mineral óseo, caídas, fracturas y en muchos casos, hasta la muerte. (33)

Así pues, si su objetivo es aumentar su masa muscular, el exceso de proteínas no es la mejor opción para usted, mejor siga leyendo para que vea las recomendaciones que le vamos a dar en este capítulo y los peligros de comer proteínas en exceso.

Daños Que nos Pueden Provocar el Exceso de Proteínas.

Hay una serie de razones por las que se cree que es prudente limitar su consumo de proteínas.

Es importante entender que hay un límite superior a la cantidad de proteínas que su cuerpo realmente puede utilizar. Y, en promedio, las personas consumen de 3 a 5 veces más proteínas de las que necesitan, junto con demasiados carbohidratos y cantidades insuficientes de grasas saludables.

El exceso de proteínas, en realidad, podría ser más dañino que comer demasiados carbohidratos. Pero a la mayoría de la gente le queda fácil comer mucho más, sin embargo, la nutricionista Helen Crawley le dice a la BBC que:

"hay certeza de que una dieta muy alta en proteína no tiene beneficios y los individuos que requieren una ingesta alta en energía por cualquier razón deben considerar cómo lograrlo sin incrementar excesivamente la proteína".

Para entender la razón por la que el consumo alto de proteína no es una buena idea, veamos lo siguiente:

Si come más proteínas de las que su cuerpo necesita, simplemente convertirá la mayoría de esas calorías en azúcar y luego grasa. Los altos niveles de azúcar en la sangre también podrían alimentar las bacterias y levaduras patógenas, tales como Candida albicans (candidiasis), así como también alimentar el crecimiento de las células de cáncer.

Cuando consume más proteínas de las que su cuerpo necesita, su cuerpo debe eliminar más residuos de nitrógeno de su sangre, lo que estresa sus riñones (34) Aquí podría presentarse la deshidratación crónica, como ya lo mostró un estudio con atletas de resistencia. (35)

El exceso de proteínas puede tener un efecto estimulante sobre una importante ruta bioquímica llamada objetivo de rapamicina en mamíferos (mTOR). Esta vía desempeña un papel importante y significativo en muchos tipos de cáncer.También es un regulador importante en el proceso de envejecimiento.

Cuando disminuye su consumo de proteína a lo que su cuerpo necesita, el mTOR permanece a minimizar las posibilidades de crecimiento del cáncer y aumenta la longevidad. La investigación en animales ha revelado que la restricción de proteínas en sí puede aumentar la expectativa de vida de los animales hasta en un 20%. (36)

La investigación realizada por el Dr. Valter Longo de la Universidad del Sur de California muestra que las personas que obtuvieron el 20% o más de sus calorías diarias de proteínas tuvieron una tasa de cáncer de 400 % más alta, en comparación con aquellas que sólo obtuvieron el 10% de sus calorías diarias de proteína. (37) Los que comieron mucha proteína también tuvieron un riesgo 75% mayor de muerte.

Para complicar las cosas, los estudios también muestran que obtener el 25 a 30% de sus calorías de proteína ayuda a darle un impulso a su metabolismo hasta 100 calorías al día (38).

Comer más proteínas, en efecto, está vinculado a la pérdida de peso. Sin embargo, como lo indicó el Dr. Longo, mientras que la pérdida de peso es indudable, el alto consumo de proteínas parece tener efectos adversos a largo plazo en la salud.

El exceso de proteínas también impacta negativamente a la vía GCN2, que al igual que el mTOR participa en el proceso de envejecimiento. Como lo señaló Dan Pardi (39), limitar la proteína inhibe positivamente esta vía proenvejecimiento:

"La vía GCN2 detecta la ausencia de ciertos aminoácidos esenciales. Una vez que es liberada esta vía deficiente de proteína, se estabiliza un factor9 de transcripción (ATF4) que activa a los genes involucrados en alargar la vida útil. Además, al activar la GCN2 también reduce la actividad de la red mTOR...

Disminuir su Consumo de Proteínas Podría Alargar su Vida

Nuevos estudios han traído algunas ideas adicionales referente al tema de las proteínas, ya que se relaciona con su longevidad. Muchos estudios en animales han demostrado que la restricción calórica conduce a un aumento de la longevidad, pero la ciencia más reciente sugiere que este fenómeno en realidad podría llevarse a cabo por un menor con-sumo de proteína. (40).

¿Cuánta proteína se debe consumir?

Las recomendaciones generales nos enseñan que el consumo de proteínas debe ir desde 0.8 gramos hasta 2 gramos por kilogramos de peso

Esto, por supuesto, varía en dependencia de la cantidad de actividad física que usted realice.
Si usted lleva una vida sedentaria es aconsejable que el consumo sea entre 0.8 y 1 gramo por kilogramos de peso.

Para calcular sus necesidades de proteínas, primero debe determinar su masa corporal magra. Réstale 100 a su porcentaje de grasa corporal, por ejemplo, si usted tiene 20 por ciento de grasa corporal, entonces usted tiene el 80% de masa corporal magra. Simplemente multiplique ese porcentaje (en este caso, 0.8) por su peso actual para obtener su masa corporal magra en libras o kilos.

Así que, en el ejemplo anterior, si usted pesa 160 libras, 0.8 multiplicado por 160 equivale a 128 libras de masa corporal magra. Usando la regla "medio gramo de proteína" necesitaría cerca de 64 gramos de proteína por día.

Ahora, la calidad de la proteína que usted consume es tan importante como la cantidad.
Sí, cómo lo ha leído si usted no consume proteínas de buena calidad, estas no van a ser absorbidas por las células de manera correcta y lejos de beneficiarlo el daño puede ser mayor.

Las proteínas se pueden encontrar en la carne, pescado, huevos, productos lácteos, legumbres, nueces y semillas. Algunos vegetales también contienen cantidades generosas de proteína — por ejemplo, el brócoli.

Con el fin de obtener el mayor beneficio nutricional de las proteínas que consume, se recomienda el consumo de una amplia variedad de proteínas de alta calidad, tanto de origen vegetal como animal.

Las investigaciones muestran consistentemente que los déficits nutricionales son extremadamente difíciles de evitar si se limita a una dieta estricta a base de alimentos de origen vegetal (41).

Valor de la Proteína según el Grado de Digestión.

En la actualidad el método sugerido para evaluar la calidad proteica es la calificación del cómputo químico o escore de aminoácidos corregido por digestibilidad proteica (protein digestibility corrected aminoacid score) o PDCAAS, por sus siglas en inglés.
El PDCAAS más alto que puede recibir una proteína es 1.0.
Las calificaciones por encima de 1.0 se nivelan pues todos los aminoácidos en exceso no son utilizados para la síntesis de tejidos, sino que son desaminados y oxidados para ser utilizados en el metabolismo energético o almacenados como tejido adiposo (42).

Eso quiere decir que no importa qué cantidad de proteínas usted esté consumiendo, si ésta no es de la mejor calidad, simplemente se va a almacenar en forma de grasa y además vamos a tener daños renales. A continuación, les voy a ofrecer una tabla con las fuentes proteicas de mayor calidad que podemos encontrar según esta evaluación.

El Valor PDCAAS de 1.0 es el más alto y 0.0 es el más bajo como se demuestra en las siguientes comidas:

Proteína de suero de Leche (whey protein)	1.0
Huevo Blanco (egg White)	1.0
Caseina (casein)	1.0
Soja aislada (soy isolate)	1.0
Carne de res (Beef)	0.92
Grano de soja (soybean)	0.91
Habichuelas (Kidney Bean	0.68
Centeno (rye)	0.68
Trigo integral (whole wheat)	0.54

Curiosamente, mientras que el pescado es generalmente considerado como una buena fuente de proteínas, la mayoría de los pescados contienen sólo la mitad de la proteína que se encuentra en la carne de pollo.

Según el Dr. Longo, el contenido reducido de proteína en el pescado en realidad podría ser una de las razones por la que la alimentación mediterránea está vinculada a una vida prolongada y a un menor riesgo de enfermedades crónicas. Básicamente, las personas que comen más pescado que carne roja automáticamente están consumiendo mucho menos proteína.

La investigación publicada en la revista Nutrition (Nutrition February 2012) muestra que las personas que llevan una dieta estricta a base de alimentos de origen vegetal pueden sufrir de desnutrición proteica subclínica. Esto es un riesgo por no obtener suficiente azufre en su alimentación. El azufre se extrae casi exclusivamente de proteínas alimentarias, como el pescado, carne de res y aves de corral de alta calidad (orgánica y/o alimentada con pastura).

La carne y el pescado se consideran "completas", ya que contienen todos los aminoácidos que contienen azufre necesario para producir nuevas proteínas.

Un nuevo estudio japonés muestra que el consumo adecuado de proteínas animales puede reducir el riesgo de un declive funcional relacionado con la edad.

Los hombres que consumen niveles más altos de carne y pescado tenían un riesgo del 39% menor de deterioro mental y físico en comparación con los que comían menor cantidad de proteínas animales (43).

¿Los Huevos, Saludables o Perjudiciales?

Por décadas, las yemas de huevo han sido injustamente denigradas debido a que contienen grasas saturadas y colesterol. Por el contrario del dogma nutricional actual de que tales componentes alimenticios necesitan evitarse, el colesterol y las grasas saturadas en los alimentos de origen animal como las yemas de huevo son bastante benéficos para la salud.

El huevo se considera un alimento casi perfecto. Por supuesto, también necesita consumir otros alimentos, pero el huevo contiene una cantidad impresionante de nutrientes. Se puede decir que la yema es la parte más saludable del huevo entero, ya que contiene vitaminas A, D, E, K y B12, grasas omega-3, antioxidantes, folato y mucha más colina que la clara.

También hay una buena cantidad de contenido carotenoide, que es de donde proviene el color amarillo, de los cuales los más importantes son los antioxidantes luteína y zeaxantina, que disminuyen la inflamación y protegen la salud ocular.

La biotina, es una vitamina B soluble en agua, conocida como vitamina B7, auxilia al metabolismo corporal de la glucosa y el ácido graso y es particularmente importante durante el embarazo. Sin embargo, la clara del huevo crudo contiene una proteína llamada Avidina, que podría bloquear la absorción de la biotina. (44)

Los Alimentos Ricos en Colesterol Se Perfilan Entre los Mejores Para su Salud.

Muchos de los alimentos más saludables son ricos en colesterol (y grasas saturadas). Desde principios de la década de 1950, se ha satanizado al colesterol, siguiendo la popularización de la investigación errónea del Dr. Ancel Keys.

Pero el colesterol tiene muchos beneficios en la salud. Por ejemplo, juega un rol principal en la regulación de los procesos proteicos involucrados en la señalización de células y también podría regular a otros procesos celulares.

Ya se conoce que el colesterol juega un papel importante en las membranas celulares, pero la investigación sugiere que el colesterol también reacciona con las proteínas dentro de sus células, añadiendo incluso más importancia. Su cuerpo está compuesto de trillones de células que necesitan interactuar unas con otras.

El colesterol es una de las moléculas que permite que ocurran estas interacciones. Por ejemplo, el colesterol es el precursor de los ácidos biliares, por lo que, sin las cantidades suficientes de colesterol, su sistema digestivo puede afectarse negativamente.

También juega un rol esencial en su cerebro, el cual contiene alrededor del 25% de colesterol en su cuerpo. Es vital para la formación de sinapsis, por ejemplo, las conexiones entre las neuronas, son las que le permiten pensar, aprender nuevas cosas, y formar memorias.

Comer Alimentos Ricos en Colesterol No Ocasiona Alto Colesterol

Una yema de huevo contiene aproximadamente 210 miligramos (mg) de colesterol, que es la razón por la que las agencias de salud pública han sugerido durante mucho tiempo a los habitantes de Estados Unidos que limiten su consumo. Esta es una recomendación errónea en muchos niveles; para empezar, colesterol "alto" no causa enfermedades cardíacas, y más allá de eso, comer alimentos ricos en colesterol causa que disminuyan sus niveles de colesterol.

El cardiólogo de la Clínica de Cleveland, el Dr. Steven Nissen, estima que solo el 20% de sus niveles de colesterol en la sangre provienen de la alimentación. El resto del colesterol en su cuerpo es producido por su hígado, el cual es elaborado porque su cuerpo necesita colesterol.

Un estudio en adultos, en Carolina del Sur, descubrió que no había relación entre los niveles de colesterol en la sangre con los hábitos alimenticios tan denominados "malos", tales como el consumo de carne roja, grasas de origen animal, mantequilla, huevos, leche entera, tocino, salchicha, y queso.(45)

Por ejemplo, el consumo de más de seis huevos por semana tampoco aumenta el riesgo de tener un derrame cerebral e isquémico(46).

Las Directrices Alimentarias Eliminaron Los Límites Alimenticios del Colesterol

Si todavía está preocupado acerca del colesterol en las yemas de huevo, examine las directrices alimentarias de los Estados Unidos recién publicadas en el 2015. Tan solo en el 2010, las guías alimentarias de los Estados Unidos describieron los alimentos ricos en colesterol como "alimentos y componentes de alimentos para reducir su consumo"(47)

Les recomiendan a las personas comer menos de 300 miligramos (mg) por día, a pesar de que hay cada vez más evidencia de que el colesterol alimenticio tiene muy poca relación con los niveles de colesterol en su cuerpo. Finalmente, las últimas directrices han eliminado esta sugerencia errónea, e incluso agregan las yemas de los huevos en la lista de fuentes proteicas sugeridas.

La dietista Lisa Drayer dijo a CNN:(48)

"Si conecta científicamente todos los puntos, no consideramos que exista una fuerte influencia entre el colesterol alimenticio y el colesterol en la sangre... Por lo que la recomendación del gobierno es estar al tanto de lo que dice la ciencia".

De acuerdo con un nuevo estudio publicado en American Journal of Clinical Nutrition, incluso los portadores del gen ApoE4, lo que los hace altamente susceptibles a las enfermedades cardiacas, huevo y consumo no estuvo relacionado con un mayor riesgo de arteriopatía coronaria (49).

El hombre en el estudio consumió un promedio de 2 800 mg de colesterol por semana a través de los alimentos, más del 25% provino de comer un promedio de 4 huevos por semana

No se encontró relación entre el consumo de colesterol o huevos y las enfermedades cardiacas, ya sea en los portadores o no portadores de ApoE4.

Un estudio realizado en 2015 y publicado en The American Journal of Clinical Nutrition confirmó que es seguro comer 12 huevos a la semana (50).

¿Cuál Es la Mejor Manera de Preparar Huevos?

Los huevos son tan benéficos que puede comer fácilmente una docena de huevos por semana, lo cual es en realidad una manera simple y económica de agregar valiosa nutrición a su alimentación, siempre y cuando los cocine apropiadamente, o no los cocine.

La mejor forma de consumir huevos, siempre y cuando provengan de una fuente de alta calidad, es no cocinarlos por completo.

Se prefiere mucho más los huevos que no están "bien cocidos", tales como los huevos hervidos, y los huevos ligeramente cocidos con yemas bien cuajadas.

Es importante consumir las yemas de huevo ligeramente cocinadas, ya que el calor daña a muchos de los nutrientes perecederos en las yemas. Dos yemas de huevo crudas tienen propiedades antioxidantes equivalentes a media porción de arándanos (25 gramos) y casi el doble de una manzana.

Pero las propiedades antioxidantes disminuyen aproximadamente 50% cuando el huevo se fríe o se cocina, y disminuyen incluso más, si estos son calentados en el microondas (51)

Adicionalmente, el colesterol en la yema puede oxidarse a altas temperaturas, especialmente cuando entra en contacto con el hierro que se encuentra en los huevos blancos y cocinados y en los huevos revueltos, y cuya oxidación contribuye a la inflamación crónica en su cuerpo. Por esta razón, si desea que sean saludables, los huevos revueltos no es una buena opción para prepararlos.

Una vez visto todos estos resultados y pruebas que demuestran que los huevos no perjudican el aumento de colesterol, ni se relacionan con otros tipos de enfermedades cardíacas, esto no quiere decir que usted se va a poner a comer toda cantidad de huevos sin límites. Recuerde, cómo le hemos mencionado anteriormente, que su cuerpo, su metabolismo, su sistema inmunológico, son Únicos y que lo que es bueno para otras personas, No necesariamente puede ser bueno para ustedes.

Comamos con moderación y no se exceda en ningún nutriente, no importa cuán bueno sea, ni cuántos estudios se hayan realizado al respecto.

Cuando usted vaya a consumir los huevos, ajuste su ingesta calórica de acuerdo con sus necesidades, recuerde que todos los excesos en nutrientes se van a acumular en forma de grasa, causándole daño y, el huevo, no es una excepción.

CAPÍTULO 7

La Hidratación Celular y Papel del Agua en la Salud

Agua (H2O) es la molécula más abundante en la superficie de la tierra, es esencial para la supervivencia de todas las formas de vida.

El agua es el mejor disolvente que existe en forma natural. Esto sucede porque las moléculas de agua se introducen como cinceles entre las moléculas de otros elementos y los separan y así es como limpian y purifican nuestro planeta y nuestro cuerpo.

…" Nada bajo el cielo es más blando y suave que el agua, pero cuando ataca las cosas duras y resistentes ninguna de ellas puede superarla. Que lo suave vence a lo resistente y lo blando vence a lo duro es cosa que todo el mundo sabe, pero que nadie utiliza."
(Tao te King)

EL cuerpo humano también depende en gran medida del agua. El cuerpo de una persona adulta es aproximadamente 60% agua por peso, lo que quiere decir que una persona de 60 kg de peso contiene 36 kg de agua. Este porcentaje lo podemos encontrar más alto en los infantes y va disminuyendo según la edad, o sea a mayor edad menor porciento de agua en nuestro cuerpo.

La cantidad de agua en el cuerpo no está distribuida uniformemente, ejemplo la sangre está compuesta de un 90%, los músculos son acerca de un 75%, huesos un 25%, tejido adiposo un 5% aproximadamente.

Acerca de dos tercios del agua se encuentra dentro de las células, como fluido intracelular, el restante tercio es encontrado fuera de las células en forma de fluido extracelular.

Funciones Del Agua en Nuestro Cuerpo

1-El agua transporta nutrientes.
2-Provee protección.
3-Ayuda a regular la temperatura corporal.
4-Participa en reacciones biomecánicas y provee el medio donde estas reacciones toman lugar.
5-Solvente.

El agua transporta nutrientes y oxígeno a los tejidos, y dióxido de carbono y sustancias de desecho fuera de los tejidos. El agua en la orina se encarga de transportar productos de desecho como la Urea, excesos de Sal, y órganos de cetonas fuera de nuestro cuerpo.

La función protectora del agua es a través de la lubricación, limpieza y amortiguación, ejemplos: Las lágrimas lubrican los ojos, limpiado así el polvo acumulado. El fluido sinovial lubrica las articulaciones. Saliva lubrica la boca, haciendo posible la masticación y el tragar la comida. El agua dentro de los ojos y Cordón Espinal actúa como amortiguador contra golpes.

Una de las funciones importantes del agua es la de regular la temperatura corporal, esta ocurre cuando hacemos ejercicio físico, cuando tenemos fiebre, o cuando estamos expuestos a cambios de temperaturas ambientales.

¿Cómo ocurre esto?

Cuando la temperatura corporal se comienza a elevar por encima de los 37°C (98°F), los vasos sanguíneos en la piel se dilatan, causando que la sangre circula cerca de la superficie del cuerpo y suelte parte del calor, activando al mismo tiempo las glándulas sudoríparas en la piel provocando que se secrete sudor, mientras el sudor se evapora, el calor es removido de la superficie del cuerpo.

El proceso inverso ocurre cuando el ambiente es frío, los vasos sanguíneos se contraen restringiendo el paso de la sangre cerca de la superficie del cuerpo, conservando así el calor.

El agua además actúa como solvente en nuestro cuerpo, un fluido en el cual los solutos se disuelven para formar una solución. Esto es posible gracias a la polaridad del agua, lo que significa que los dos lados, o polos, de la molécula de agua tienen diferentes cargas eléctricas, un ejemplo son los llamados Electrolitos, que son sustancias que se disuelven en el agua para formar iones positivos y negativos, como es el caso de la Sal de mesa.

Al igual que todos los nutrientes, un consumo regular y Suficiente de agua es requerido para mantener una buena salud y rendimiento físico. El estado de hidratación del cuerpo es determinado por el balance entre el consumo de agua y la pérdida de agua

¡Cuidado con la Deshidratación!

…" El mayor bien es como el agua. La bondad del agua está en que favorece a los diez mil seres, pero no exige atención, sino que se contenta con lugares que los hombres desprecian. Por eso el agua está tan cerca del Tao."   *(Tao te King)*

Cuando estás deshidratado, tu temperatura corporal aumenta, y no solamente pierdes agua sino también Potasio y Sodio. Una pérdida leve de agua puede iniciar una deshidratación. La pérdida del 1% de nuestro peso en agua puede provocar un colapso y la hospitalización de la persona. Una pérdida del 10% de agua corporal puede desembocar en la muerte.

La deshidratación puede aparecer de repente especialmente cuando estamos haciendo ejercicio. Por cada hora de ejercicio intenso debemos hidratarnos con por lo menos 4 vasos de agua (32 onzas). Los atletas que realizan un entrenamiento de alta intensidad pueden perder 8 litros de agua cada día. Además, un músculo que se deshidrate un 3% perdería un 10% de fuerza contráctil y un 8% de rapidez.

Cuando se deshidrata, su hígado comienza a segregar una hormona que aumenta el azúcar en la sangre. A medida que se hidrata sus niveles de azúcar disminuyen naturalmente.

Manténgase bien hidratado checando el color de su orina durante el día. El color debería ser amarillo claro. Algunas veces la primera señal de que su cuerpo necesita más agua es la sensación de hambre. Primero, tome un vaso grande de agua y espere 20 minutos para determinar si realmente tiene hambre o sólo era sed.

Así que, para estar hidratado la clave es beber agua natural. Esto es así incluso al hacer ejercicio. Muchas personas aún creen que las bebidas deportivas son la mejor alternativa para reabastecer los líquidos y los electrolitos perdidos al sudar durante el ejercicio, sin embargo, esto simplemente no es verdad.

¿Por Qué Es Mejor Evitar las Bebidas Deportivas?

La mayoría de las personas creen que las bebidas deportivas como el Gatorade son una bebida mucho mejor que el agua cuando se está deshidratado, ya que reponen los electrolitos.

Evite este error común, ya que nada podría estar más alejado de la realidad. Más importante que los electrolitos es el azúcar y la mayoría de las bebidas deportivas contienen dos tercios o incluso más azúcar que las sodas, generalmente en la forma de jarabe de maíz alto en fructosa (JMAF).

Una revisión de estudios con rangos más amplios de duración en la actividad física (hasta 4 horas) concluye que probablemente no hay ningún beneficio de rendimiento en actividades menores de 70 minutos y la mejora es probable pero no significativa en actividades de mayor duración (52).

Muchos también contienen saborizantes artificiales y colorantes de alimentos, ninguno de los cuales contribuye a la salud óptima . La fructosa es metabolizada principalmente en el hígado, debido a que este es el único órgano que posee el transportador para ella y esta es la mayor causa de la enfermedad del hígado graso no alcohólico (EHGNA).

"Es muy fácil y económico enfrentar el problema del abastecimien-to de electrolitos simplemente añadiendo una pequeña cantidad de sal natural y sin procesar, como la sal del Himalaya, a su agua. Al contrario de la sal procesada, esta sal natural contiene 84 minerales y minerales trazas diferentes que el cuerpo necesita para su funcionamiento óptimo". (Plantea el DR. Joseph Mercola en su block de salud)

Por lo tanto, si usted no es un deportista de élite y que realmente necesite un consumo alto de glucosa en la sangre y un reemplazo inmediato de electrolitos durante su actividad física prolongada o inmediatamente después (más de una hora, o alta intensidad) mi recomendación es de no usar este tipo de "Bebidas hidratantes."

Señales de Advertencia de Deshidratación:

- Mareos
- Dolor de cabeza
- Piel enrojecida
- Debilidad y fatiga
- Boca seca, pérdida de apetito.

Señales de Deshidratación Avanzada:

- Visión borrosa
- Pérdida de audición
- Piel seca y caliente
- Pulso rápido, pérdida de aliento
- Modo de andar inestable.
- Orinar de forma extremadamente frecuente, sin ingerir líquidos

Con el Tiempo, la Deshidratación Afecta al cuerpo.

La deshidratación asociada con la edad incluye:
- Piel seca
- Lengua fisurada
- Arrugas en la estructura facial
- Orina concentrada
- Pérdida del color de la piel

Beber un mínimo de 2 a 3 litros de agua es importante tanto para mantener el peso como para perderlo
Nuestro cuerpo limpia y elimina todos los desechos. Muchas personas a las que se les hinchan las extremidades piensan que reducir la ingesta de agua les ayudará a prevenir la retención de líquidos. Pues bien, eso no es así. A menudo, da la impresión de que el organismo tiene demasiada agua en el sistema porque las manos, los pies y los ojos están hinchados. Sin embargo, el problema está simplemente en que el agua está en el sitio erróneo y entonces los riñones necesitan aumentar el consumo de agua para retirar el exceso de líquido mediante un proceso llamado Diuresis.

Muchas veces, el hambre y los antojos son simplemente un signo de sed. Bebe 2 vasos de agua antes, espera 10 minutos y luego mira si sigues teniendo hambre. Encontrarás que no tienes que comer tanto para sentirte lleno o que los antojos se te pasan del todo.

Recuerda que beber refrescos dietéticos como colas en lugar de agua solo estás llenando tu sistema de minerales y sustancias químicas que alteran tu metabolismo, causan retención de líquidos y aumentan tus antojos.

A largo plazo, beber agua pura en vez de refrescos artificiales va acostumbrando a tu paladar disminuyendo tu adicción, desintoxicando tu cuerpo y ayudando a eliminar productos químicos que aumentan tu adicción al azúcar. El aumentar el consumo de agua le brinda a tu cuerpo mayor evacuación de toxinas y sustancias de desechos del metabolismo.

Así que, piénselo dos veces antes de usar cualquier otra bebida hidratante que no sea agua.

El Agua y su Metabolismo

De acuerdo con el Ayurveda, uno de los sistemas de sanación más viejos, existen 6 principios para beber agua de manera adecuada para su cuerpo y metabolismo.

1. Beba Despacio y No Rápido:
…" Bebe tus comidas y mastica tus Bebidas." (Mahatma Gandhi)
Beber su agua de una vez causa que atraviese su sistema más rápido y puede, paradójicamente, llevar a la deshidratación. El interior de su cuerpo es un ambiente delicado y bien controlado. Por lo tanto, cualquier fluido que consume más allá de lo que su cuerpo necesite para mantenerse hidratado termina en su vejiga. Y, por lo tanto, se va a manifestar en las veces que usted va al baño, cuando usted toma mucha agua y va mucho al baño quiere decir que no está absorbiendo muy bien esa agua.

2. Beba Agua tibia:
Según el Ayurveda, las bebidas frías extinguen el calor del "fuego digestivo" y promueven la acumulación de toxinas. El agua fría se enfrenta con la calidez y energía general del cuerpo, causando dificultades en los tejidos y vasos sanguíneos.

Tomar agua tibia, por el otro lado, según los ayurvedas, mejora la digestión al estimular las enzimas digestivas naturales y mejorando la circulación.

El agua fría se enfrenta con la calidez y energía general del cuerpo, causando dificultades en los tejidos y vasos sanguíneos.

3. Comience Su Día con un Vaso con Agua:

La práctica, conocida como "tratamiento matuti-no de agua", también se origina de la antigua medicina Ayurvédica, y consiste en beber agua en las mañanas. Beber agua tibia en ayunas hidrata al cuerpo después de ocho horas de sueño, activa su metabolismo y ayuda a expulsar las toxinas de su cuerpo que se acumularon durante la noche.

4. Evite Tomar Agua con sus Comidas:

Cuando bebe agua antes de su comida, su saliva y enzimas digestivas son diluidas, y la digestión se vuelve mucho más difícil.

La mejor práctica es evitar el agua 30 minutos antes de su comida y un mínimo de dos horas después de ésta.

5. Incremente la Absorción del agua:

Según Ayurveda el agregar una pizca de sal (como sal del Himalaya que contiene 84 minerales) al agua que bebe, permitirá su mayor absorción

6. Escuche las Señales de Su Cuerpo para la Sed:

El ayurveda tiene un principio simple, escuche las señales sutiles de su cuerpo y beba cuando sienta sed. Su cuerpo hace todos los cálculos por usted. Cuando comienza a prestar atención a las señales de sed y toma agua tibia durante el día, beberá la cantidad indicada y podrá restaurar su Metabolismo.

Alimentos Ricos en Agua.

En una dieta ayurveda, el sabor dulce es la principal fuente de agua. Los cereales cocidos, los productos lácteos no fermentados, los aceites, los frutos secos y las carnes grasas son alimentos con abundancia del elemento agua en su interior.

La ingesta adecuada de estos alimentos ayuda a que el elemento agua esté sanamente en el cuerpo. También, el consumo de frutas, vegetales y hortalizas favorece la ingesta de agua

.

No se olviden de tener siempre una botella de agua a mano y Recuerden:

…" El hombre al nacer es blando y débil, pero al morir se vuelve rígido y duro. Los diez mil seres, todas las plantas y los árboles son blandos y flexibles mientras viven, pero secos y quebradizos cuando mueren. En verdad, la rigidez y la dureza son rasgos de la muerte, la blandura y la flexibilidad son rasgos de la vida. Por eso el arma que es demasiado dura se rompe y el árbol de madera más dura es el primero en ser talado. En verdad, lo duro y lo fuerte son derribados mientras que lo blando y lo débil ascienden a lo alto."
(Lan tse,Tao te King)

CAPÍTULO 8

Vitaminas y Minerales

¿Es la alimentación moderna, capaz de cubrir todas nuestras necesidades nutricionales, incluyendo la ingesta necesaria de vitaminas y minerales, tan importantes para nuestro cuerpo?

Existe un estudio que aún las autoridades médicas de todo el mundo citan con frecuencia. Me refiero a una investigación publicada en el Journal of the American Medical Asociación, una de las revistas médicas más prestigiosas de los Estados Unidos, en el año 2002, en la cual se afirma que todos los adultos deberían tomar suplementos multivitamínicos para evitar la aparición de enfermedades crónicas (53).

Los resultados conmocionaron a la comunidad médica. En décadas anteriores, la mayoría de las instituciones médicas insistían en que los multivitamínicos no eran necesarios, porque la gente recibía todas las vitaminas y minerales que necesitaba de los alimentos. Algunos médicos afirmaban que los multivitamínicos solo le producían "una orina muy cara" a la gente. Pero los resultados obtenidos por estos investigadores contradijeron completamente lo que se pensaba hasta el momento, y con base en datos concretos.

Los investigadores analizaron estudios sobre la relación que existe entre la ingesta de vitaminas y varias enfermedades, publicados entre 1966 y 2002, y concluyeron que cuando no se consumen suficientes vitaminas, existe un riesgo mayor de padecer enfermedades crónicas, incluyendo enfermedades cardíacas y cáncer.

Lo más recomendable, concluyeron los investigadores, es que los adultos tomen suplementos nutricionales (54).

Aunque el estudio sacudió a la comunidad médica, la tendencia en contra de los multivitamínicos y los suplementos sigue siendo tan fuerte, que algunos doctores todavía se rehúsan a recomendarlos. Insisten en que los suplementos multivitamínicos, así como la mayoría de los otros suplementos, son "terapias alternativas", o que solo se deben recomendar a pacientes enfermos y ancianos, que son los más vulnerables a la deficiencia de vitaminas.

Desafortunadamente, estos doctores no se han dado cuenta de todo lo que abarca la deficiencia vitamínica y los problemas que esta crea en la salud del ser humano.

¿Qué son las Vitaminas?

Las vitaminas son sustancias que el cuerpo necesita para crecer y desarrollarse normalmente. Su cuerpo necesita 13 vitaminas. Son las vitaminas A, C, D, E, K y las vitaminas B (tiamina, riboflavina, niacina, ácido pantoténico, biotina, vitamina B-6, vitamina B-12 y folato o ácido fólico)

Por lo general, las vitaminas provienen de los alimentos que consume. El cuerpo también puede producir vitaminas D y K. Las personas que llevan una dieta vegetariana pueden necesitar un suplemento de vitamina B12 (55)

Tipos de Vitaminas

Las vitaminas se dividen en dos grupos dependientes de su forma de absorción en el organismo: las vitaminas Hidrosolubles y Liposolubles.

¿Cuáles son las vitaminas hidrosolubles?

Vitamina C
Vitamina B1
Vitamina B2
Vitamina B8
Vitamina B3
Vitamina B5
Vitamina B6
Vitamina B9
Vitamina B12

¿Qué son las vitaminas liposolubles?

Las liposolubles se disuelven en grasas y aceites. Suelen encontrarse en alimentos grasos y son almacenados en los tejidos adiposos del cuerpo. También se acumulan en el hígado, es decir que existe una reserva vitamínica corporal que permite periodos de tiempo sin ingreso de las vitaminas.

¿Cuáles son las vitaminas liposolubles?

Vitamina A
Vitamina D
Vitamina E
Vitamina K

A pesar de saberse la importancia capital de las vitaminas en la salud humana, no se ha podido evitar que una gran parte de la población tenga carencia de una o más, estando, por tanto, su vida siempre en peligro.

Este dato no se refiere exclusivamente a lo que consideramos el tercer Mundo, sino incluso a Europa y Estados Unidos, en donde la mayoría de los niños y ancianos tienen carencias vitamínicas a causa no de una alimentación insuficiente, y de una alimentación incorrecta

Estas carencias que pueden ser subsanadas perfectamente por los médicos, no se solucionan, ya que para un ellos es difícil admitir que personas aparentemente bien alimentadas, con una buena posición económica, puedan tener deficiencias nutritivas.

Además, nos encontramos con la dificultad añadida del diagnóstico, ya que antes de que aparezcan los signos clínicos característicos de una avitaminosis se producen una serie de trastornos como consecuencia de la carencia de coenzimas, los cuales no suelen identificarse como anomalías nutricionales. Por ejemplo, las carencias de vitaminas del grupo B, tan frecuentes en épocas de verano, solamente se ponen de manifiesto con signos clínicos 200 días después de la carencia continuada, cuando el daño está ya instaurado. (56)

El «hambre oculta» es la carencia de vitaminas y minerales esenciales en la dieta, componentes que son esenciales para potenciar la inmunidad y un desarrollo saludable. Las carencias de vitamina A, zinc, hierro y yodo son motivos de gran preocupación para la salud pública.

Unos 2000 millones de personas sufren de carencia de yodo en todo el mundo y la carencia de vitamina A se asocia cada año a más de medio millón de fallecimientos de niños menores de 5 años a escala mundial(OMS) (57)

Desafortunadamente, incluso si come bien, la cuestión de cómo y dónde cultiva sus alimentos también puede impactar en su consumo nutricional.

Por ejemplo, la calidad del suelo podría influir de manera significativa en los niveles de ciertos nutrientes presentes en los alimentos, incluso si consume alimentos orgánicos.

En La Cumbre de la Tierra de 1992 se determinó que Norteamérica tiene los peores suelos del mundo: 85% de los minerales vitales en ella se han agotado (58).

Esta tendencia es notoria desde 1936, cuando el senado de EE. UU. emitió el Documento 264, que indicaba que el suelo empobrecido de los Estados Unidos ya no proveía a las plantas los minerales necesarios para la nutrición humana. (59)

Los agricultores modernos fertilizan el suelo con un número limitado de nutrientes, principalmente nitrógeno, fósforo y potasio. Estos tres nutrientes ayudan a producir cosechas grandes y hermosas, pero son solo algunos de las decenas de nutrientes que nuestro cuerpo necesita para estar sano. Las manzanas brillantes y las lechugas de color verde intenso se ven atractivas en los estantes de los supermercados, pero esa belleza es superficial. Normalmente estos productos carecen de muchos nutrientes, ya que fueron plantados en suelos empobrecidos.

Diversos estudios revelan que los suelos empobrecidos han afectado el contenido de minerales en los vegetales y frutas.

Un observador comparó los datos del manual USDA de 1972 con las tablas alimenticias actuales y descubrió que el contenido de nutrientes ha disminuido drásticamente. Por ejemplo, cerca de la mitad del calcio y la vitamina A del brócoli ha desaparecido.

El contenido de vitamina A en los vegetales verdes ha disminuido a casi la mitad de sus niveles anteriores. El potasio disminuyó de 400 mg a 170 mg, y el magnesio de 57 mg a solo 9 mg. La coliflor perdió casi la mitad de su contenido de vitamina C, tiamina y riboflavina.

La cantidad de calcio en la piña bajó de 17 a 7 mg. Esta disminución asombrosa de nutrientes tendrá un efecto significativo en nuestra salud con el paso del tiempo (60).

Asimismo, su edad y su estado de salud podrían afectar su capacidad corporal para absorber y metabolizar los nutrientes, lo que podría aumentar el riesgo de deficiencias, al igual que en los tipos de alimentación que restringen ciertos alimentos, tales como la estricta alimentación vegetariana.

Causas de la carencia de vitaminas en nuestros días.

Los recientes estudios en cuanto a necesidades diarias de vitaminas han ido cambiando, no tanto por un estudio más profundo sobre ellas, sino más bien por la creencia de que con una alimentación abundante y variada tendremos siempre cubiertas nuestras necesidades vitamínicas. Esta creencia, que ha sido la más admitida durante los últimos años, está ya en entredicho y una buena cantidad de médicos han empezado a recomendar los suplementos cotidianos de vitaminas como forma de asegurar una nutrición correcta y, por tanto, un estado pleno de salud. Es más, continuamente aparecen investigadores que nos alertan de nuevos trastornos producidos por las pequeñas carencias de vitaminas. Mientras que otros lo hacen insistiendo en que la aplicación de ellas a dosis altas, Ortho moleculares, pueden curar de manera efectiva multitud de males.

He aquí, algunas de las causas más habituales de avitaminosis: (según Adolfo Pérez Agustí autor del libro Medicina Ortho molecular).

Carencias de alimentos: Obviamente, por no disponer en cantidad suficiente. Por no comer aquellos que cada persona necesita. Por pérdidas nutritivas durante el almacenaje.

Ingesta disminuida: Por anorexia. Por pobreza o ignorancia alimentaria. Por caprichos malsanos. Por no engordar. Por no tener tiempo suficiente o interés para comer. Por enfermedades que dificultan el comer. Por embarazo.

Aumento de las necesidades: Por mayor desgaste físico o psíquico. Por crecimiento muy rápido. Por infecciones. Por embarazo o lactancia. Por tomar drogas o medicamentos.

Aumento de las pérdidas: Por excesiva y prolongada sudoración. Por diuresis forzada y por lactancia.

Seis de las Más Comunes Deficiencias de Vitaminas y Minerales:

Los estudios tanto en los Estados Unidos, como en el Reino Unido sugieren que la mayoría de las personas no obtienen cantidades suficientes de ciertas vitaminas y minerales esenciales solo de los alimentos. Las vitaminas A, C, D, E, calcio y magnesio encabezan esta lista (61).

El 6 de enero de 2016, los Departamentos de Salud y Servicios Humanos y de Agricultura de los Estados Unidos publicaron las Directrices Alimenticias de 2015-2020 para sus habitantes.

Las Directrices identificaron al potasio, fibra alimenticia, colina, magnesio, calcio y vitaminas A, C, D, y E como los nutrientes 'consumidos por muchas personas en cantidades inferiores con respecto al promedio del requerimiento estimado o los niveles adecuados de consumo (62).

Vitaminas: Cómo actúan y dónde conseguirlas

Vitamina A (betacaroteno)
Necesaria para: Piel sana, huesos y dientes fuertes en los niños, mantenimiento de la resistencia a las infecciones, crecimiento normal, estructura celular y visión normal.
Buenas fuentes: Aceites de hígado de pescado, hígado, productos lácteos (vitamina A); zanahorias y verduras de hoja oscura (betacaroteno).

Vitamina B1(tiamina)
Necesaria para: Uso de hidratos de carbono en el organismo, digestión y apetito, y funcionamiento normal del sistema nervioso.
Buenas fuentes: Cereales integrales, arroz integral, frijoles (porotos), guisantes (arvejas o chícharos), vísceras, carne magra de cerdo, semillas y nueces.

Vitamina B2(riboflavina)
Necesaria para: Crecimiento normal, formación de ciertas enzimas, oxidación celular y prevención de llagas e hinchazón en la boca y la lengua.
Buenas fuentes: Productos lácteos, carne, aves de corral, pescado y verduras verdes (brécoles, hojas de nabo, espárragos y espinaca).

Vitamina B3(ácido nicotínico)

Necesaria para: Actividades de las enzimas en el uso de hidratos de carbono y grasas en el organismo, desintoxicación de contaminantes y alcohol, funciones del sistema nervioso y aparato digestivo, producción de hormonas sexuales y piel sana.
Buenas fuentes: Carne magra, pescado, aves de corral y cereales integrales.

Vitamina B6(piridoxina)
Necesaria para: Uso de aminoácidos en el organismo y producción de hemoglobina.
Buenas fuentes: Carne, cereales integrales, germen de trigo y levadura de cerveza.

Vitamina B12
Necesaria para: Funciones del sistema nervioso, desarrollo normal de glóbulos rojos, producción de material genético en las células, uso eficaz de los hidratos de carbono y el ácido fólico presentes en los alimentos.
Buenas fuentes: Pescado, productos lácteos, vísceras, carne roja, cerdo y huevos.

Biotina
Necesaria para: Actividades de las enzimas necesarias para descomponer los ácidos grasos presentes en los hidratos de carbono, y eliminación de los productos de desecho derivados de la descomposición de las proteínas.
Buenas fuentes: Nueces, cereales integrales, verduras, frutas, leche, vísceras y levadura de cerveza.

Ácido fólico

Necesaria para: Procesos metabólicos importantes en el organismo, crecimiento, reproducción celular y producción de glóbulos rojos.

Buenas fuentes: Verduras de hoja verde, naranjas, frijoles (porotos), guisantes (arvejas o chícharos), arroz, huevos e hígado.

Ácido pantoténico

Necesaria para: Producción de ciertas hormonas, actividades de las enzimas relacionadas con el uso de grasas e hidratos de carbono en el organismo, uso de vitaminas, crecimiento normal y funciones del sistema nervioso.

Buenas fuentes: Vísceras, huevos, cereales integrales y levadura de cerveza.

Vitamina C (ácido ascórbico)

Necesaria para: Piel, huesos, dientes, encías, ligamentos y vasos sanguíneos sanos, inmunidad a las enfermedades, curación de heridas y absorción de hierro en el tubo digestivo.

Buenas fuentes: Cítricos y otras frutas y verduras frescas.

Vitamina D

Necesaria para: Huesos fuertes y regulación de la absorción de calcio y fósforo en el tubo digestivo.

Buenas fuentes: Pescados grasos, hígado, huevos y leche fortificada. Exposición al Sol.

Vitamina C(ácido ascórbico)

Necesaria para: Piel, huesos, dientes, encías, ligamentos y vasos sanguíneos sanos, inmunidad a las enfermedades, curación de heridas y absorción de hierro en el tubo digestivo.

Buenas fuentes: Cítricos y otras frutas y verduras frescas.

Vitamina E

Necesaria para: Función cerebral normal, formación de glóbulos rojos, mantenimiento de algunas enzimas, estructura celular normal y protección contra los contaminantes.

Buenas fuentes: Cereales integrales, aceites vegetales, verduras de hoja verde y huevos.

Vitamina K

Necesaria para: Coagulación sanguínea.

Buenas fuentes: Verduras de hoja verde y productos lácteos.

Cinco Señales de Que Su Cuerpo Puede Estar Deficiente en Nutrientes: (63)

La doctora Susan Blum, fundadora del Centro Blum para la Salud, dijo:

"Usted podría no tener una enfermedad, pero puede terminar con problemas de funcionamiento, porque las vitaminas son cofactores para todas las reacciones bioquímicas en el cuerpo. Las necesitamos para poder funcionar adecuadamente."

1. Grietas en las Comisuras de la Boca:

Esto puede ser una señal de deficiencia de hierro, zinc y vitamina B (niacina, riboflavina y vitamina B12) o que usted no está recibiendo suficiente proteína. Buenas fuentes alimenticias de estos nutrientes incluyen los huevos orgánicos de gallinas camperas, salmón silvestre de Alaska, ostras y almejas, acelgas y pasta de sésamo.

Debido a que la absorción de hierro aumenta por la vitamina C. Asegúrese de que su alimentación también incluya una gran variedad de vegetales , ricos en vitamina C, como el brócoli, , pimientos rojos, col rizada y coliflor.

2. Pérdida de Cabello y Sarpullido (Especialmente en la Cara):

Esto puede ser un signo de deficiencia de biotina (vitamina B7). Su cuerpo necesita de la biotina para metabolizar grasas, carbohidratos y aminoácidos, pero es más conocida por su papel en el fortalecimiento de cabello y uñas. Las yemas de huevo orgánico de gallinas camperas son una de las mejores fuentes de biotina.

El salmón silvestre de Alaska, el aguacate, los champiñones, la coliflor, las nueces, las frambuesas y los plátanos, también contienen biotina.

3. Hinchazón Tipo Acné de Color Rojo o Blanco (en Mejillas, Brazos, Muslos y Glúteos):

Esto puede ser un signo de deficiencia en ácidos grasos esenciales como el omega-3, así como la vitamina A o la vitamina D. Aumente su consumo de grasas omega-3 comiendo más sardinas y anchoas (salmón silvestre de Alaska), o tomando un suplemento de omega 3.Usted puede encontrar la vitamina A en alimentos como vegetales de hoja verde, zanahorias, papas dulces y pimientos rojos, mientras que la vitamina D se obtiene mejor a través de la exposición al sol o el uso seguro de una cama de bronceado de alta calidad.

4. Hormigueo, Punzadas y Entumecimiento en Manos y Pies:

Esto también puede ser un signo de deficiencia de vitamina B (especialmente de ácido fólico, vitamina B6 y B12). El síntoma se relaciona con el efecto de la deficiencia en los nervios periféricos y se puede combinar con la ansiedad, depresión, anemia, fatiga y desequilibrios hormonales.

Algunas fuentes de vitaminas B incluyen a las espinacas, espárragos, remolacha, huevos orgánicos y aves de corral, y la carne de res alimentada con pastura.

5. Calambres Musculares (en Dedos del Pie, Pantorrillas, Dorso de las Piernas y los Arcos de los Pies):

Los calambres musculares pueden ser un signo de deficiencias en magnesio, calcio y potasio, especialmente si sucede con frecuencia. Este problema se soluciona comiendo más almendras, avellanas, calabaza, vegetales de hoja verde (col rizada, espinacas y diente de león), brócoli, Bok Choy (col china) y manzanas.

De acuerdo con El American Journal of Medicine:

Estos subsidios:

"Pueden ser satisfechos por una buena dieta con una variedad de los alimentos naturales. "Tal dieta, de acuerdo con Jolliffe, deberían incluir al menos cuatro Huevos semanales; Una porción diaria de cítricos
Frutas o tomate o sus jugos, o Ensalada de verduras crudas; Un cuarto de litro de leche

Diariamente para los niños, con una fuente extra de Vitamina D (para adultos, una pinta de leche diaria O su equivalente en queso); una porción Diariamente de carne magra, pescado, aves o mariscos;

Una porción diaria de un verde frondoso cocido O vegetales amarillos; Una porción diaria de Otra verdura o fruta; Una porción Diariamente de pan integral o de cereal de grano entero."

Ahora, visto esto, decida usted, si debe o no tomar suplementos de vitaminas y minerales. Respecto a la ciencia, las opiniones se encuentran divididas algunos científicos plantean la necesidad de los suplementos y, por el contrario, otros dicen que si usted mantiene una alimentación adecuada no hay necesidad de los mismos.

Yo en particular, por seguridad, me tomo mis suplementos vitamínicos para solamente asegurar cubrir mis necesidades diarias.

CAPÍTULO 9

Mitos del Metabolismo

Metabolismo y Pérdida de Peso:

¿En Realidad Puede Impulsar su Metabolismo al Comer Más Frecuentemente?

Probablemente ha escuchado este consejo muchas veces: … *Consuma pequeñas cantidades de alimentos con más frecuencia para bajar de peso…*

¿Pero, es esto cierto? Veamos algunas evidencias y estudios al respecto.

La siguiente Investigación No Muestra Beneficio para la Pérdida de Peso al Aumentar la Frecuencia de Comidas. De acuerdo con el siguiente estudio, publicado en el British Journal of Nutrition (64).

Aumentar la frecuencia de comidas de tres comidas al día a más de tres comidas y snacks adicionales no promovió una mayor pérdida de peso.

En un estudio realizado en dos grupos de personas, ambos grupos consumieron la misma cantidad de calorías (2931 kJ/día) y ambos grupos terminaron perdiendo un poco menos del cinco por ciento del peso corporal después de ocho semanas.

Del mismo modo, un estudio anterior (65) no encontró diferencias en el balance de energía entre los grupos de personas que consumen ya sea una comida o cinco comidas en un ensayo cambiante de dos semanas.

Entonces ¿Eso significa que simplemente es otro mito?

El Caso de Comer Porciones Más Pequeñas con Más Frecuencia.

Esta recomendación se basa en la teoría de que entre más a menudo coma todo el día, más rápido acelerará su metabolismo. Y entre más rápido sea su metabolismo, más calorías su cuerpo quemará durante todo el día.

Aunque algunos estudios, como los dos que acabamos de mencionar, concluyeron que no había diferencia entre comer con menos o más frecuencia, siempre y cuando el número o calorías siga siendo el mismo, otros estudios contradicen estos hallazgos.

Por ejemplo, un estudio francés publicado en la revista Forum of Nutrition (66) en 2003 encontró que las personas cuyos patrones alimentarios habituales incluyen una cuarta comida--el llamado snack comúnmente consumida a las 4 pm en Francia-- tenían beneficios demostrables en el Índice de Masa Corporal y perfil metabólico, a pesar de que su consumo total de energía al día no es mayor en las personas que se saltan esta comida.

"Los expertos coincidieron en que, siempre y cuando no consumamos más energía de la que utilizamos y que sólo comamos cuando tengamos hambre, puede ser útil para dividir nuestro consumo total de energía en tantas comidas como lo permita nuestro patrón social".

Los snacks, siempre y cuando sean nutritivos, por supuesto, también podrían ayudarle a evitar comer en exceso más tarde.

También puede ayudarle a mantener una elección de alimentos más saludables en general, ya que muchas personas tienden a comer comida rápida o alimentos procesados rápidos y fáciles cuando están cansados y hambrientos.

Desafortunadamente la ciencia sigue dividida sobre esta cuestión. Algunos estudios muestran un beneficio por comer de esta manera, mientras que otros no encuentran diferencias biológicas en absoluto. Por lo tanto, una vez más, los exhorto a que sigan su instinto y que escuchen a su cuerpo, que se dejen guiar por sus necesidades y no por sus caprichos de hambre.

Permita que el Sentido Común Dicte la Frecuencia de Sus Comidas

Al final, tal vez la recomendación más prudente es simplemente dejar que su hambre le indica el momento de comer. Sin embargo, una sugerencia necesaria aquí, es recordar que lo que come es muy importante.

Si su cuerpo obtiene los nutrientes que necesita, su hambre será un indicador fiable para cuando usted necesita comer. Evitando así, estar como muchas personas, que hoy en día están desnutridas a pesar de tener sobrepeso, esto, por consumir comida chatarra y comida rápida que no le proporciona a su cuerpo los nutrientes necesarios. Creando muy a menudo el deseo de comer más calorías de las que necesita, simplemente porque sus equilibrios de insulina y hormonales están fuera de control.

El hambre es un factor muy potente y profundo que, si es estimulado lo suficiente, hará que coma y almacene más energía de la que realmente necesita.

Con el fin de encontrar mayores beneficios para la salud, las personas se han dado a la tarea de probar diferentes fórmulas en sus estilos de vidas y sus frecuencias diarias de alimentación. Muchas de estas fórmulas o estilos de vida, han sido efectivas para muchas personas, pero en realidad no quiere decir que por el simple hecho, de que a alguien le haya resultado eficiente para sus planes de salud.

Una de las más comunes y polémicas costumbres conocidas, ha sido el hecho de desayunar. A cuántos de ustedes, sus abuelos o sus propios padres les han dicho, que el desayuno, es la comida más importante del día, que si usted no desayuna se va a pasar un día débil, que no va a tener fuerzas para hacer sus tareas diarias en el hogar, la escuela, o su centro de trabajo. También, he oído hablar de que, si usted no desayuna, esto no lo va a ayudar para cumplir sus metas de pérdida de peso.

Pues hemos investigado un poco acerca de esto, para ver qué dice la ciencia al respecto y qué podemos hacer para mejorar esta costumbre del desayuno.

Desayuno, Metabolismo Y pérdida de Peso

De acuerdo con un estudio publicado en la revista Forbes el día 5 de junio de 2014 el desayuno no es la comida más importante del día.

El estudio mencionado, dividió en dos grupos al azar a 309 personas adultas con sobrepeso y obesas, pero sanas. A algunos se les pidió comer desayuno mientras que a los otros saltarlo.

Los investigadores querían específicamente encontrar si el comer o no desayuno tenía algún impacto en la pérdida de peso.

Después de 16 semanas, los investigadores no encontraron ninguna diferencia de pérdida de peso entre los grupos; en esencia, no importó si comieron desayuno o no.

David Allison, investigador principal del estudio mencionado y director del Centro de Investigación de Nutrición y Obesidad de la UAB, señaló:(67).

"El campo de la obesidad y la pérdida de peso está lleno de creencias comúnmente arraigadas que no han sido sujetas a pruebas rigurosas; ahora hemos encontrado que esa tal creencia no tiene fundamentos cuando fue probada. Esta debe ser una llamada de alerta para todos, con fin de siempre solicitar evidencia acerca de las recomendaciones tan ampliamente ofrecidas."

En otro estudio realizado, el desayuno tampoco demostró influir en un mejor metabolismo en las personas participantes (68)
Como lo reportó la revista Time (69).

"...contrariamente a la creencia popular, desayunar todos los días no estaba ligado a un mejor metabolismo. Creencias anteriores-respaldadas por investigaciones- han mostrado que comer temprano en el día puede prevenir que la gente coma en exceso más tarde por hambre y mejora desde temprano su metabolismo. El estudio nuevo que examinó los lazos causales entre hábitos de desayunar y el balance energético no pudo probar eso."

El estudio demostró que desayunar estaba vinculado a un mayor consumo de energía alimentaria, sin tener en cuenta la calidad de la comida que se usó. Factor que es primordial en el resultado del estudio, dado que se ha comprobado que la ingesta elevada de carbohidratos en el desayuno tiende a producir más hambre durante el día que la ingesta elevada de proteínas y grasas. ("teoría glucostática", Jean Meyer en 1950)

Independientemente de los resultados de los estudios que se hayan realizado el mejor estudio sería el que usted mismo haga con su cuerpo, pruebe dejar de desayunar para ver la respuesta de su cuerpo. Si usted cree que lejos de beneficiarlo le perjudica más, pues siga con sus hábitos de desayuno, lo importante aquí no son los estudios, lo importante aquí, es como su cuerpo reacciona ante determinados estímulos. Cualquier cosa que usted decida, que sea para su bienestar, si usted opta por un desayuno en las mañanas aquí, algunos consejos que puede seguir.

No consuma niveles elevados de carbohidratos en las mañanas sobre todo procesados, esto incluye jugos de frutas y cereales de desayunos, no importa de qué origen ni procedencia, estos niveles altos de fructosa en la mañana van a desarrollar una cadena de sucesos en su organismo qué lejos de beneficiar podrían perjudicar.

Típicamente encontrará que comer un desayuno rico en carbohidratos tiende a darle más hambre mucho antes que un desayuno bajo en carbohidratos. La razón de esto es porque si su cuerpo está usando el azúcar como su principal combustible, necesitará una "recarga" en intervalos regulares, ya que el azúcar es un combustible que se quema rápido.

Por otra parte, la grasa es un combustible que se quema lentamente, permitiéndole sentirse saciado por más tiempo y el dato más importante es que tiene mayor cantidad de grasa disponible que azúcar almacenada como glucógeno en sus músculos e hígado. Mientras que el glucógeno solo dura almacenado menos de un día, la grasa almacenada puede durar semanas.

Además, comer a primera hora de la mañana también coincide con un alza de cortisol circadiano, el cual tiene un impacto exagerado en su secreción de insulina.

Cuando come durante este tiempo, provoca una liberación de insulina rápida y grande y una rápida caída correspondiente en los niveles de azúcar en la sangre, más que cuando se come en otros momentos durante el día, según la "teoría glucostática", Jean Meyer en 1950, la glucosa juega un papel importante en este fenómeno.

Si usted está sano, sus niveles de azúcar en la sangre no caerán a un nivel peligrosamente bajo (tal como puede ocurrir con la hipoglucemia) pero si pueden caer lo suficiente bajos como para hacer sentir hambre nuevamente, aunque haya comido reciente. Este efecto se amplifica cuando se come un desayuno rico en carbohidratos como hot cakes, pancakes, cereales, o pan con un vaso grande de jugo.

Por lo tanto, mi mejor recomendación sería bajar o eliminar el consumo de carbohidratos durante el desayuno y aumentar el consumo de ácidos grasos esenciales como los provenientes de estos alimentos:

- Olivas y aceite de oliva, Coco y aceite de coco, Mantequilla hecha de leche cruda proveniente de animales alimentados con pastura.
- Nueces crudas, especialmente la macadamia, Yemas de huevo orgánicas, Aguacates.
- Carnes provenientes de animales alimentados con pastura.
- Aceite de palma y Aceites de nuez orgánicos sin calentar.

La Insulina y su Metabolismo

Además de los daños causados por carbohidratos, tenemos que el exceso de glucosa que producen los carbohidratos refinados, fuerza al cuerpo a aumentar su producción de la hormona insulina. Este exceso de insulina, entonces, interfiere con las hormonas de la tiroides y la persona empieza a tener problemas con su tiroides.

Problemas como depresión, irritabilidad, insomnio, debilidad, infecciones y un metabolismo lento, entre otras. Las Tiroides son glándulas importantes en la regulación del metabolismo, estas pueden acelerarlo(Hipertiroidismo) o hacerlo más lento(Hipotiroidismo), en dependencia del daño sufrido. Al ser bloqueada su acción por la Hormona Insulina, la tendencia va a ser por un Hipotiroidismo o metabolismo lento. Esto ocurre en la mayoría de las hormonas con la excepción de la hormona Cortisol.

El señor Gary Taubes, autor del libro" Why we get Fat, 2011. menciona el efecto de la hormona Insulina en nuestro metabolismo diciendo:

"...De hecho, la sabiduría convencional que dice, que según engordamos nuestro metabolismo se vuelve más lento, es todo lo contrario. Debido a que las células de nuestros músculos se vuelven intensamente resistentes a la insulina y no son capaces de adquirir la energía necesaria para su buen funcionamiento, provoca un debilitamiento y un aparente metabolismo lento. Una vez más, lo que aparenta ser una gordura por metabolismo lento, es todo lo contrario, es simplemente un metabolismo lento, debido a la gordura..."

Insulina y las Enfermedades Cardiacas

La evidencia sugiere que el colesterol total alto e incluso el LDL alto son insignificantes al intentar determinar su riesgo de enfermedad cardíaca. Su mejor indicador es su sensibilidad a la insulina. Considerando cómo la resistencia a la insulina propicia la enfermedad crónica en general y las enfermedades del corazón, se recomienda medir regularmente sus niveles de insulina en ayunas y tomar medidas inmediatas en caso de que descubra que está desarrollando resistencia a la insulina.

Su nivel de insulina en ayunas se puede determinar con un análisis de sangre simple y barato. Un nivel normal de insulina en ayunas debe estar por debajo 5, pero de preferencia por debajo de 3. En cuanto a prevenir o revertir la hiperinsulinemia o la resistencia a la insulina, las siguientes orientaciones generales le pondrán en la dirección correcta:

- Reduzca dramáticamente su consumo de carbohidratos netos y eliminar la fructosa procesada, ya que esta es la primera cosa que desencadena esta cascada de disfunción metabólica.
- Reemplace las calorías perdidas con cantidades más elevadas de grasas saludables, no de proteínas.
- Normalizar su relación de grasas omega-3-omega-6. La mayoría de las personas consume muy pocas grasas omega-3, que se encuentra en los pescados grasos como el salmón silvestre de Alaska, sardinas, anchoas, aceite de pescado y aceite de kril y demasiadas grasas omega-6, que se encuentra en cantidades abundantes en los aceites vegetales procesados y por lo consiguiente en los alimen

tos procesados y fritos.

- Optimice su nivel de vitamina D al exponerse regularmente a los rayos del sol. Otros nutrientes importantes incluyen el magnesio, vitamina K2 y C.

- Trate de dormir ocho horas diarias con el fin de normalizar su sistema hormonal. La investigación ha demostrado que la privación del sueño puede tener un impacto negativo en su sensibilidad a la insulina.

- Haga ejercicio regularmente, pues es una de las maneras efectivas para ayudarle a normalizar su sensibilidad a la insulina

Ayuno, Metabolismo y Pérdida de Peso

Hemos oído muchas opiniones acerca del ayuno, muchas personas dicen y recomiendan, un ayuno para desintoxicar el organismo, con el fin de hacer descansar su cuerpo y su sistema digestivo, de las grandes contaminaciones

Debido a las comidas procesadas a las que estamos siendo expuestos en estos tiempos he visto algunas personas que practican este sistema. Sólo porque oyen hablar a alguien que le hizo bien y pues ellos los practican. La realidad es, que usted debe preguntarse, ¿me hace bien practicar el ayuno?

Generalmente, las personas durante todo el año comen lo que quieran y cuanto quieran, sin tener en cuenta el valor nutricional de los alimentos. Simplemente cuentan calorías y comen cierta cantidad durante el día, después creen que pueden resolver toda esta situación, toda esta acumulación de toxinas, haciendo un ayuno.

Ya sea intermitente, o simplemente pasan una semana de ayuno.

He visto a muchos hasta 21 días; pero lo más curioso de esto es que inmediatamente después, continúan con su régimen de alimentación tan mal e irracional como lo habían hecho antes.

La creencia de que una cosa buena anula todo lo malo que has hecho, sigue vigente en estos tiempos, en el caso de la nutrición, esto no es así. Si usted quiere desintoxicar su cuerpo, si usted quiere que su cuerpo cambie, pues tiene que empezar a cambiar esa mentalidad. Un simple ayuno no va aliviar los problemas que ocasionan la mala alimentación que usted ha tenido durante todo el año. Si bien el ayuno ha demostrado tener mucho Éxito para algunas personas, para otras, no les ha sido efectivo. Veamos ahora las dos caras de la moneda. Aquí les presento algunos beneficios del ayuno.

Estudios recientes sugieren que el ayuno intermitente puede proporcionar los mismos beneficios que la restricción de calorías constante, lo cual muchos estudios han demostrado aumenta dramáticamente la vida en los animales. También puede ser útil para aquellos que no pueden reducir exitosamente su consumo calórico diario. (70)

Además de activar exitosamente su modo de quema de grasa, el ayuno intermitente también puede aumentar su nivel de producción de la hormona del crecimiento humano (también conocido como la "hormona del ejercicio") hasta en un 1,200 por ciento en las mujeres y 2,000 por ciento en los hombres. (71).

El ayuno intermitente y la restricción calórica continua han demostrado producir pérdida de peso y mejorar los marcadores de riesgo metabólicos.

Sin embargo, el ayuno intermitente tiende a ser ligeramente más eficaz para reducir la resistencia a la insulina

Cómo ve, estos beneficios les puede ser útil cuando usted practique el ayuno; pero también otros estudios han demostrado lo contrario.

Según un estudio publicado en el portal de internet MedlinePlus en español.

La autora principal del estudio Krista Varady profesora asociada de kinesiología y nutrición en la Universidad de Illinois, en Chicago. Asignó aleatoriamente a 100 personas obesas a una dieta de ayuno en días alternos, a una dieta convencional (una reducción del 25 por ciento de las calorías cada día) o a ninguna dieta (el grupo de "control").

Tras un año, los investigadores encontraron que con cada tipo de dieta se perdía aproximadamente el mismo peso: los de la dieta con un ayuno en días alternos perdieron un 6 por ciento, y los que siguieron una dieta que limita las calorías un poco más del 5 por ciento.

"Pensábamos que a las personas del grupo del ayuno en días alternos les iría mejor. Permite a las personas hacer un descanso de su dieta cada dos días, así que pensábamos que el cumplimiento sería mejor", explicó Krista Varady.

"Pero resulta que las personas con los dos tipos de dieta perdieron la misma cantidad de peso", dijo Varady.

"Las personas del grupo de ayuno en días alternos comían más de las 500 calorías indicadas el día que ayunaban, pero muchas menos de las calorías indicadas en el día en que podían comer sin restricciones. Esa es la razón por la que perdieron la misma cantidad de peso", explicó.
Pero "las personas que se atuvieron a la dieta [de ayuno cada dos días] perdieron entre 20 y 50 libras [9 y 22.5 kg] en un año", añadió Varady.
"A algunas personas sí les funciona".

Si reduce la ingesta de comida, se pierde peso, pero en cuanto a los beneficios para la salud, las personas deberían intentar comer menos alimentos procesados y más fruta y verdura", dijo Varady.

A algunas personas realmente les encanta este estilo de vida y han seguido la dieta del ayuno durante años, pero no es para todo el mundo, comentó Varady. "Cada persona debería encontrar lo que le funcione a ella", añadió. (72)

Además, según un estudio publicado en 2010, (73).
El ayuno intermitente con el consumo excesivo compensatorio no mejoró las tasas de supervivencia ni retrasó el crecimiento de tumores de próstata en ratones. Esencialmente, al comer demasiado en los días que no ayuna, puede perder fácilmente los beneficios para la salud del ayuno.
Si es así, entonces ¿cuál es el punto?

En esencia, los resultados del estudio demuestran, que la eficacia del ayuno está en lo que usted hace antes y después, O sea, la buena alimentación a la que usted sea capaz de adaptarse va a dar lugar al éxito del mismo.
Si usted va a hacer este tipo de práctica, esté seguro, de mantener buenos hábitos de nutrición y ejercicio. Debe evitar todo tipo de comida chatarra y procesadas, y que sus hábitos se mantengan por el resto de su vida.
Entonces el ayuno podrá ser efectivo para usted.

Quienes no Deben de Ayunar

Debería pensar dos veces antes de ayunar si padece ciertas condiciones de salud, incluyendo si es hipoglucémico o diabético. La hipoglucemia es una condición caracterizada por un nivel anormalmente bajo de azúcar en la sangre. Idealmente, debe evitar el ayuno si es hipoglucémico, y primero trabajaren su alimentación para normalizar sus niveles de azúcar en la sangre.

Luego, pruebe una de las versiones menos rígidas de ayuno antes de considerar un ayuno completo de 24 horas.

En cuanto a las mujeres embarazadas y/o lactantes, no creo que el ayuno sea una buena elección. Su bebé necesita gran cantidad de nutrientes, durante y después del nacimiento y no hay ninguna investigación que indique el ayuno durante este importante momento. Hay varios estudios sobre el ayuno durante el embarazo y todos sugieren que podría ser contraindicado, ya que puede alterar los patrones de respiración, latidos cardíacos del feto y aumentar la diabetes gestacional. Incluso puede inducir el parto prematuro.

Si es una persona saludable y decide intentar el ayuno intermitente, hágalo gradualmente (no intente hacer un ayuno de 24 horas en su primer día). Usted, puede optar por un ayuno de 16, 20 o 24 horas una vez o dos veces a la semana o intentar ayunar cada tercer día, o simplemente retrasar ciertas comidas, como saltarse el desayuno y hacer ejercicio con el estómago vacío.

Hay muchas opciones y puede descubrir lo que funciona mejor en usted al escuchar a su cuerpo y comience poco a poco; aumente gradualmente hasta que su ayuno sea más largo si su horario normal dependía de varias comidas al día. También puede empezar al terminar de ingerir sus alimentos antes de la noche o por la tarde y ayunar durante la noche mientras duerme.

Su cuerpo le indicará si ha encontrado la combinación correcta de ayuno intermitente, ya que una vez que inicia experimentará un aumento de energía y probablemente pérdida de peso, en caso de ser necesario. Si se siente débil, mareado, muy hambriento o cansado durante el ayuno, estos son signos de que ha estado en ayunas durante demasiado tiempo y es hora de ajustar su programa.

Cómo Impulsar Realmente Su Metabolismo

El metabolismo de cada persona es diferente, pero puede acelerarse o ralentizarse en un plazo razonablemente corto de tiempo, al hacer los siguientes cambios lógicos en su alimentación y estilo de vida:
La mejor manera confirmada para impulsar verdaderamente su metabolismo es el ejercicio.
Cuando hace ejercicio claramente quema más calorías, pero puede impulsar su mecanismo de quema de calorías incluso al desarrollar músculo (74)

¿A qué se debe esto?

Dado a que el músculo requiere energía para "mantenerse" en su cuerpo y La grasa no. Por cada libra de músculo que aumente, su cuerpo quema calorías adicionales al día. Eso significa que, levantar pesas, lo ayuda a bajar de peso como efecto secundario del desarrollo muscular. En resumen, la contracción muscular es el "motor" que impulsa la pérdida de grasa.

Siempre que se alimente bien, el aumento del gasto energético causado por la contracción muscular le ayudará a "derretir" el exceso de grasa corporal.
Como se señaló en la revista de fitness Experience Life:(75).

En general, puede acelerar su metabolismo cambiando sus hábitos nutricionales y su estilo de vida, si:

1. Coma bien para asegurar que su cuerpo esté recibiendo el combustible adecuado que necesita.

2. Evite el azúcar y los granos, ya que son la principal causa de resistencia a la insulina y leptina, lo que afecta sus niveles de hambre, su peso y el riesgo de una variedad de enfermedades.

3. Escuche a su hambre y dele alimentos saludables o cómase un snack cuando lo necesites.

4. Implemente un régimen completo de Ejercicios.

CAPÍTULO 10

La Recomendación de Contar Las Calorías y Moverse más.

Si intenta perder el peso extra, contar las calorías generalmente es bastante inútil.

De acuerdo con el mito de las calorías, para perder peso todo lo que tiene que seguir es la ecuación de "comer menos, moverse más". Pero esto simplemente no es verdad.

Un dato clave es que no todas las calorías son generadas de la misma forma. Usted puede consumir más calorías y perder peso, o comer menos calorías y aun así aumentar de peso. La fuente de las calorías afecta su peso, no sólo el número de calorías.

El libro de Zoe Harcombe, "The Obesity Epidemic" (La Epidemia de Obesidad), es uno de los documentos más completos que exponen las fallas de ese mito.

Nunca le he visto el sentido a contar las calorías, las personas creen que porque comen menos calorías van a engordar menos, esto realmente no es así. Debemos basarnos en el valor nutricional de los alimentos, no en el valor calórico, para demostrar lo anterior les voy a poner un ejemplo muy sencillo.

Si usted se toma un vaso de soda, con un valor calórico de 200 calorías (hipotéticamente). Por el otro lado se toma un vaso de leche de 200 calorías (hipotéticamente), cuál cree usted que tenga mayor valor nutricional Por supuesto, el vaso de leche, no quiero hablar ahora de la leche, eso lo hablaremos en otros libros, vamos a analizar el valor nutricional del alimento.

Cuando usted se toma el vaso de soda, su cuerpo va a reaccionar diferente que cuando se toma el vaso de leche. En primer lugar, las doscientas calorías de la soda son calorías vacías, no tiene ningún valor nutricional. Solamente está cargada de azúcares, endulzo colorantes, etc. Esto van a provocar que los niveles de insulina en su sangre aumenten. Subiendo así, el almacenamiento de grasas en su cuerpo y todos los problemas que ya usted sabe que causa los niveles altos de insulina en sangre.

Por el otro lado, los nutrientes que contiene el vaso de leche van a actuar de forma diferente en su cuerpo. Siendo aprovechados de una manera correcta, sin aumentar los riesgos que proporciona los altos niveles de insulina en sangre. Cómo puede ver, esto es un pequeño ejemplo de lo que puede llegar a ser el error de contar las calorías. Sigamos con más de este tema.

Así que, cuando se trata de disminuir la cantidad de calorías, es importante discernir cuáles calorías promueven la salud y cuáles la sabotean. Únicamente llevar una alimentación baja en calorías, en la que se eliminan las grasas ricas en calorías y se opta por productos endulzados artificialmente, no le hará ningún favor en lo absoluto.

Según un estudio, mencionado en el Medical Daily August 26, 2015:

…"*Los resultados del estudio de Action for Health in Diabetes , mostraron que los pacientes con diabetes tipo 2 que inician una alimentación baja en calorías a la vez que aumentan su actividad física tienen el mismo riesgo de muerte causado por una condición cardiaca, incluso si la alimentación generó una pérdida sustancial de peso.*

El equipo de investigación sugiere que simples cambios alimenticios que se enfoquen en los macronutrientes (grasa, carbohidratos y proteína) y en el consumo de azúcar, en vez de contar las calorías, puede mejorar efectivamente la salud".

David Kirchhoff, presidente de Weight Watchers, la compañía de dietas más grande del mundo dijo recientemente en su página web:

"Ya no es útil contar las calorías. Cuando tenemos una manzana de 100 calorías en una mano y un paquete de galletas de 100 calorías en la otra, y las vemos como 'la misma cosa' porque su número de calorías es el mismo, no se necesita decir más acerca de las limitaciones de usar únicamente este método para guiar nuestras elecciones alimenticias".

Kirchoff y Weight Watchers han eliminado el popular sistema de "puntos" de la compañía, el cual alentaba a las personas que seguían la dieta a perder peso comiendo cualquier tipo de alimento, siempre y cuando las porciones fueran pequeñas. El nuevo sistema intenta motivar a las personas a consumir alimentos más naturales y menos productos procesados.

Así que, para volver a lo básico, es mucho más importante observar la fuente de las calorías que contarlas. Si no fuera así, sería posible sustituir una comida del día por un paquete de Papitas y seguir perdiendo libras...

Esto puede ocurrir, usted puede perder libras comiendo cualquier cosa; ¡pero de lo que, si usted puede estar seguro, es que, no va a ser más saludable comiendo cualquier cosa!

Incluso si al inicio pierde peso con una dieta baja en grasa, está sacrificando su salud a largo plazo al promover la resistencia a la insulina y las enfermedades relacionadas, por el simple hecho de que las dietas bajas en grasa tienden a ser altas en azúcar.

Por ejemplo, un metaanálisis reciente publicado en Mayo Clinic Proceedings encontró que una vez que alcanza el 18 por ciento de sus calorías diarias del azúcar añadido, aumenta dos veces el daño metabólico que promueve la prediabetes y la diabetes.

Por lo general, se dará cuenta de que pierde peso mucho más fácil cuando consume más grasas saludables y menos carbohidratos no vegetales (azúcares añadidos, fructosa procesada y granos procesados).

En 2004, un reporte de los Centros para el Control y la Prevención de las Enfermedades (CDC, por sus siglas en inglés) concluyó con exactitud que los carbohidratos (azúcares y granos) son la razón por la que las personas en Estados Unidos han consumido cada vez más calorías, durante los últimos más de 30 años.

Si una dieta requiere que usted pase hambre, simplemente va a fracasar.

Número 1: Su cuerpo se ajustará al déficit calórico gastando menos energía.

Número 2: Usted estará hambriento y permanecerá hambriento.

Número 3: Como producto de las dos anteriores, usted caerá en depresión, se pondrá irritable y permanentemente estará cansado. Esto va a provocar que eventualmente usted regrese a la normalidad, realizara lo que siempre ha realizado, o se convertirá en un comedor compulsivo, debido a que no puede acatar el hambre de la dieta y sus efectos secundarios por un tiempo indefinido.

Si todo esto suena complicado, no se preocupe; es bastante fácil de interpretar una vez que ha entendido y memorizado lo básico.

En pocas palabras, lo que realmente debe recordar es que los alimentos procesados contienen una gran cantidad de ingredientes que promueven la disfunción metabólica, la resistencia a la insulina y la obesidad, así que la clave es consumir alimentos REALES.

Como he mencionado antes, la fuente número uno de calorías en la alimentación de Estados Unidos proviene de la soda, en la forma de jarabe de maíz de alta fructosa.

Si usted pierde su tiempo contando calorías y no le Presta atención al valor nutricional del alimento, le puedo asegurar que está tirando su dinero y su salud. Los fabricantes de comida rápida se están enfocando últimamente en las calorías del alimento, porque ellos saben, que eso es lo que usted hace también, así ocultan el verdadero valor nutricional delalimento. Brindándole a usted un alimento barato, de poca calidad. Recuerde, que el único objetivo del fabricante es hacerse rico, a la mayoría de ellos, para no ser absoluto, no les importa su salud. Lo que les importa es su dinero, usted es el encargado de velar por sus propios intereses y en este caso su interés fundamental es su salud. Una vez más, ponga su vista en el valor nutritivo del alimento, no en el valor calórico.

Sabemos que el tiempo, es uno de los impedimentos más grandes que tenemos para consumir alimentos de calidad. Para muchos, es más conveniente pasar por un restaurante de comida rápida y comer cualquier alimento que se ofrezca allí; pero no quiere decir que esto sea lo más saludable para usted.

El DR Joseph Mercola, quien posee el sitio web de salud natural número 1 del mundo opina al respecto:

…" Como muchas personas, tengo muy poco "tiempo libre" en mi vida, pero, aun así, estoy comprometido a preparar más del 95% de mis comidas para conservar mi salud. Es un compromiso muy importante y PUEDE realizarse. Un gran paso sería ponerse como objetivo llevar una alimentación que involucra un 90% de alimentos sin procesar y solo el 10 % de otras fuentes.

No solo disfrutará muchos beneficios para su salud, sino que tendrá la satisfacción de preparar sus comidas y de controlar los ingredientes" …

Cuando de salud se trata, no sólo la actividad física y la buena nutrición resultan importante. El descanso viene a ser un complemento necesario e insustituible en nuestras vidas. Las consecuencias son graves, no sólo para la persona que no está descansando lo suficiente, sino también para las personas que lo rodean. Aunque la mayoría de las personas no le ponen mucha atención a la falta de sueño, hay consecuencias potencialmente mortales.

Si no duerme lo suficiente, su Cuerpo no cambiará

Es importante entender que dormir menos de seis horas cada noche le causará un deterioro cognitivo. La carencia de sueño también se ha relacionado con efectos en la salud, como la obesidad, diabetes, enfermedad cardiovascular, enfermedad de Alzheimer, y cáncer. La depresión y los trastornos de ansiedad también son afectados negativamente por la falta de sueño (76).

El dormir, le brinda a su cuerpo y a su cerebro tiempo para recuperarse del estrés del día. Después de una buena noche de sueño, usted se podrá desenvolver mucho mejor durante el día, podrás tener más claridad para tomar decisiones, va a estar más alerta, optimista.

También va a ayudar a su cuerpo a deshacerse de enfermedades como gripe, infecciones, entre otras (77).

Los estudios son muy claros y la mayoría de los expertos están de acuerdo. Usted mismo se está engañando si piensa que menos de ocho horas de sueño es suficiente. Pero ocho horas de sueño no es lo mismo que ocho horas en la cama.

Si se acuesta a las 9:00 y se levanta a las 5:00 aparentemente duerme 8 horas; pero si tarda 30 minutos en dormirse, se levantó en la noche al baño, luego tardó en dormirse nuevamente, entonces olvídese de las 8 horas de sueño. Para que esto sea efectivo Usted tiene que dormir entre 7 y 8 horas sin interrupciones.

Pasar una sola noche sin dormir apropiadamente empieza a afectar a los movimientos físicos y el enfoque mental. Similar a tener 0.10 % de nivel de alcohol en la sangre. (78)

No Dormir lo suficiente Eleva el Riesgo de Diabetes Tipo 2

Un sin número de estudios han demostrado que la falta de sueño puede jugar un rol muy importante en la resistencia a la insulina y la diabetes tipo 2. En una previa investigación, las mujeres que durmieron cinco horas o menos cada noche fueron 34 % más propensas a desarrollar síntomas de diabetes que las mujeres que durmieron por siete u ocho horas cada noche (79).

De acuerdo con la investigación publicada en Annals of Internal Medicine. (80)

…Después de cuatro noches de privación del sueño (el tiempo de dormir fue solo de 4.5 horas por noche), la sensibilidad a la insulina de los participantes del estudio fue 16% más baja, mientras que la sensibilidad a la insulina de sus células grasas fue 30% más baja, y en las personas con diabetes u obesidad, los niveles fueron opuestos…

El autor principal Dr. Matthew Brady, un profesor asociado de Medicina en la Universidad de Chicago, señaló que:

"Este es el equivalente de alguien que envejece metabólicamente de 10 a 20 años solo por 4 noches de restricción parcial del sueño. Las células de grasa necesitan dormir, y cuando no obtienen suficiente descan-so, se agotan metabólicamente".

La resistencia a la insulina y la alterada producción de melatonina son dos poderosos mecanismos que afectan el riesgo de cáncer, a través de los problemas crónicos del sueño.

El hecho de que la falta de sueño pueda tener un impacto tan drástico en la resistencia a la insulina, es simplemente una de las razones por las que no puede haber una óptima salud a menos que también duerma adecuadamente--incluso si se alimenta de forma apropiada y hace ejercicio.

Su Peso y el Sueño.

Si de mejorar su peso se trata, como ya hemos explicado antes, no es suficiente tener una buena alimentación y hacer ejercicios. Nuestra salud y bienestar no está dada solamente por dos factores. Bienestar, está conformado por varios factores y el sueño no está excluido de esto. Mire Cómo afecta la falta de sueño en el control de peso.

No dormir apropiadamente disminuye los niveles de leptina, la hormona que regula la grasa, mientras que aumentan los niveles de grelina, la hormona del hambre. Una mayor cantidad de hambre y apetito, resultante de ello, puede fácilmente ocasionar un aumento de peso y alimentarse excesivamente.

De acuerdo con un reciente estudio en la revista Sleep, dormir muy tarde está correlacionado con un mayor aumento de peso, incluso en las personas sanas que no son obesas (81).

El Medical News Today también informó sobre los efectos de no dormir bien (82):

"Andrea Spaeth y su equipo tuvieron un grupo de participantes que durmieron solo desde las 4:00 a.m. a las 8:00 a.m. todas las noches durante cinco noches seguidas, y los compararon con un grupo de control que durmieron desde las 10:00 p.m. a las 08:00 a.m.

Los investigadores encontraron, que aquellos que dormían mucho menos cantidad de tiempo, consumían más cantidad de alimentos, y, por lo tanto, obtenían más calorías, en comparación con las personas que dormían las horas normales... La autora principal, Andrea Spaeth... dijo:

"Aunque los previos estudios epidemiológicos han sugerido que existe una relación entre dormir menos tiempo y el aumento de peso u obesidad, durante un estudio en laboratorio, nos sorprendimos al observar un significativo aumento de peso'.

Si alguien le dice, que usted no necesita dormir, muéstrale estos estudios para que cambie su manera de pensar.

Así mismo, por su cuenta usted podrá seguir haciendo investigaciones acerca del sueño y la salud para su cuerpo. Como esta investigación que demuestra el ego de algunas personas que afirman que no necesitan dormir, como se mencionó en un artículo en el The Atlantic:(83)

"Para algunos, dormir poco es una insignia de honor, una señal de que no requieren el reseteo biológico de ocho horas que el resto de nosotros los debiluchos. Otros creen que mantenerse al día con sus compañeros requiere sacrificio a nivel personal-- y por lo menos a corto plazo, el sueño es un sacrificio invisible."

¿Cuánto sueño necesito?

La cantidad de sueño que usted necesita depende de varios factores, incluyendo su edad, estilo de vida, estado de salud y si ha dormido lo suficiente. Las recomendaciones generales para dormir son:(83)

Recién nacidos: 16-18 horas al día
Niños en edad preescolar: 11-12 horas al día
Niños en edad escolar: por lo menos 10 horas al día
Adolescentes: 9-10 horas al día
Adultos (incluyendo adultos mayores): 7-8 horas al día

Investigaciones tras investigaciones, han demostrado la importancia del sueño, para que nuestro cuerpo se mantenga saludable. Si usted no ha estado practicando una buena salud de sueño, indiscutiblemente, esto va a provocar que su cuerpo No Cambie.

Si está presentando dificultades para conciliar sus sueños esta serie de Consejos proporcionados por expertos le podrían ayudar a crear un ambiente propicio para que su sueño tenga el éxito que usted está buscando:

¿Cómo puede dormir mejor?

Usted puede tomar medidas para mejorar sus hábitos de sueño. En primer lugar, asegúrese de que tenga suficiente tiempo para dormir. Con dormir lo suficiente cada noche, usted puede sentirse mejor y más productivo durante el día.

Para mejorar sus hábitos de sueño, también puede ayudar:

- Irse a la cama y despertar a la misma hora todos los días.
- Evitar la cafeína, especialmente por la tarde y noche.
- Evitar la nicotina.
- Hacer ejercicio con regularidad, pero no muy tarde.
- Evitar las bebidas alcohólicas antes de acostarse.
- Evitar comidas y bebidas pesadas por la noche.
- No tomar siestas después de las 3 de la tarde
- Relajarse antes de acostarse, por ejemplo, tomando un baño, leyendo o escuchando música suave
- Mantener su dormitorio con una temperatura fresca (70°F o menos)
- Eliminar distracciones como ruidos, luces brillantes y el televisor o computadora en el dormitorio. Además, no se sienta tentado de usar su teléfono o tableta justo antes de acostarse

- Obtener suficiente sol durante el día.

- No se acueste en la cama despierto. Si no puede dormir por 20 minutos, levántese y haga algo relajante.

- Consulte a un médico si tiene problemas constantes para dormir. Usted puede tener un trastorno del sueño, como insomnio o apnea del sueño. En otros casos, puede solicitar un estudio del sueño para diagnosticar el problema.

- Si usted trabaja por turnos, puede ser aún más difícil dormir bien. Es probable que usted necesite:

1- Tomar siestas y aumentar la cantidad de tiempo disponible para dormir.

2- Mantener las luces prendidas en su trabajo.

3- Limitar los cambios de turno para permitir que su cuerpo se ajuste.

4- Consumir cafeína sólo al comienzo de su turno.

5- Remover las fuentes de sonido y luz durante su descanso diurno (por ejemplo, usar cortinas que bloqueen la luz). (85).

CAPÍTULO 11

¿Qué hacer para que cambie tu cuerpo?

A lo largo de este pequeño libro, hemos visto diferentes factores, que pueden afectar la transformación de su cuerpo y Por ende su salud. Nuestros consejos, son recomendaciones generales, porque tanto, en la nutrición como en la vida, no hay absolutos. Así como hemos visto anteriormente, lo que para usted es una delicia, para mí puede ser veneno.

Espero que usted haya entendido, la importancia de observar los comportamientos de su cuerpo. Las reacciones ante diferentes estímulos y cómo nos sentimos cuando adoptamos diferentes estilos de vida. A modo de recordatorio, vamos a resumir nuestras sugerencias para que cambie su cuerpo. Pero recuerde aquí todo depende de usted.

Conviértete en todo lo que puedes SER.

Cada una de las recomendaciones explicadas anteriormente, son muy importantes para el buen funcionamiento de nuestras vidas. Pero es al nivel de Bienestar Espiritual al que pienso que debemos darle mayor importancia, ya que el mismo representa la base del Iceberg que conforma nuestras vidas.

"Dentro de ti mismo existe una capacidad divina para la manifestación y para atraer todo aquello que necesitas o deseas" ...
Wayne W. Dyer

De lo que se trata realmente, es de entender que somos seres Espirituales situados en un mundo material, y que no estamos llamados a regirnos por las circunstancias o las situaciones que nos rodean. Nos regimos por un nivel superior, el cual se encuentra dentro de ti mismo y al cual todos tenemos acceso si lo deseamos.

Si logramos comprometernos con nuestras metas y trabajamos diariamente para que estas se cumplan, podremos alcanzar los resultados que queremos. Aun si se nos levantan barreras, aun si retrocedemos un poco en nuestro afán por conquistar lo que deseamos.

¡No desmaye, no renuncie a lo que más desea, siga luchando, levántese si se cae y siga adelante. Porque su Futuro lo esta esperando y se empieza a forjar Hoy!!

A esto se refiere el Bienestar Espiritual, a la armonía que seas capaz de establecer entre lo que haces y lo que eres. Ya que todo lo que haces parte de lo que eres, tus pensamientos deben ser elevados para que tus acciones sean de la mejor calidad.

Les Brown dijo ..." Apunta a la Luna y si fallas, por lo menos estarás entre las Estrellas".

A lo que me refiero es que antes de realizar cualquier cambio en lo material. Antes de ver el cambio en nuestro cuerpo primero debemos hacerlo en nuestro ser. Debemos crear la imagen de lo que queremos en nuestra mente, desde nuestro ser más superior. Dándole vida primero desde lo espiritual y hacerlo realidad luego en lo material.

El destacado Dr. Deepak Chopra en uno de sus libros llamado "Cuerpos sin Edad, Mentes sin Tiempo", hace referencia al fenómeno llamado Relación Mente- Cuerpo.

El Dr. Explica muy claramente la relación entre la Psicología y la biología del ser humano, fenómeno al cual hicimos referencia en nuestra introducción. En los siguientes párrafos, como parte de la conclusión que he podido asimilar de esta relación Mente-Cuerpo.

"...Aunque al sentido común, le guste pensar que envejecemos por simple desgaste, ninguna teoría del envejecimiento por desgaste ha resistido nunca un estrecho escrutinio. El cuerpo humano es capaz de mejorar cuanto más se lo utiliza. Un brazo bien ejercitado no se deteriora, al contrario, se fortalece, los huesos y músculos de las piernas aumentan su masa en proporción al peso que cargan. En personas que constantemente practican actividad física sus cuerpos, no parecen envejecer nunca, como es el caso de muchas tribus a lo largo de nuestro planeta--Cualquier teoría puramente física del envejecimiento es forzosamente incompleta".

La edad y el bienestar de una persona no depende de un solo Factor, ni mucho menos, del desgaste al cual es sometido su cuerpo durante toda su vida. El Bienestar de una persona, dependerá de los deseos de cambio del propio individuo.

Si usted desea que su cuerpo cambie, de la misma manera que transforma su mente, va a tener que transformar su alimentación. Creo firmemente que este es el mejor momento para que realices tus cambios.

Quiero que usted entienda que este no es un libro de dietas , este libro es acerca de usted y de cómo usted puede ser mejor cada día.

No quiero ponerle restricciones, ni dietas, porque yo no las hago y no me gustan. Simplemente, quiero que entienda el beneficio que produce conocer los diferentes conceptos e investigaciones acerca de la nutrición, genética y psicología. Lo que usted decida hacer, hágalo siempre pensando en lo mejor para su Bienestar.

Nuestros deseos, siempre han sido lo mejor para usted. Si solo se compromete y sigue estos consejos con disciplina, podrá lograr lo que usted se proponga.

A continuación, algunas recomendaciones no sólo mías, pero de algunos doctores que nos han ayudado con sus investigaciones y sus trabajos en la formación de este libro:

1- Crear su Punto de partida: (Dr.David Perlmutter M.D.) para esto, use los exámenes que mandamos en la tabla numero 1. Realícelos con la frecuencia que le indique su doctor y las recomendaciones del Dr. Perlmutter en su página de consultas.

2- Para Perder Peso DEBE Eliminar la Fructosa de su Alimentación: (DR Joseph Mercola M.D.)
Trate de eliminar las bebidas azucaradas. Especialmente las bebidas que contienen jarabe de maíz de alta fructosa.
Entre estas bebidas encontramos el "agua vitaminada", las bebidas energizantes y otros tipos similares de bebidas para la recuperación. Usted necesita evitar estas bebidas e ignorar los hábiles mensajes publicitarios que sugieren que las necesita porque hace ejercicio.

3- Manténgase hidratado:
Mantenga su cuerpo hidratado durante todo el día y la noche, en dependencia de sus necesidades y de su

actividad física, no permita que su nivel de deshidratación baje demasiado.

Mire las señales de su cuerpo, y siga el sentido
común que le dicta su propia sed, no tomes demasiada
agua; pero tampoco deje que su cuerpo se deshidrate,
recuerde seguir los instintos de su cuerpo.

4-Los siete suplementos y las reglas de vida (del DR Da-
vid Perlmutter en su libro Cerebro de Pan):
En sus postulados, Perlmutter afirma que el cerebro
necesita suplementos fundamentales que deben ser in-
geridos como tales:
- DHA, que es un ácido graso omega 3.
- Resveratrol, que se encuentra en la uva, pero no lo sufi
ciente.
- Cúrcuma, miembro de la familia de los jengibres.
- Probióticos, que ayudan a aliviar el estrés.
- Aceite de coco.
- Ácido alfa-lipóico y Vitamina D.

A esto hay que agregar una serie de otras consid-
eraciones como incorporar una rutina de ejercicios (y la
meditación también), procurar tener un sueño reparador
y establecer un ritmo nuevo de hábitos saludables para
toda la vida.

Y de ahí que se debe organizar de otra forma la cocina,
sacando todas las fuentes de gluten (trigo, maíz, papa,
sémola, centeno, cuscús, cebada), todos los alimentos procesados que tengan azúcar y almidón; los que dicen ser
bajo en grasas y las margarinas y grasas vegetales (canola,
girasol).

Para reabastecerse presenta el siguiente listado:

- Grasas saludables como aceite de oliva extra virgen, aceite de coco, de sésamo, leche de almendra, palta, aceitunas, frutos secos, quesos excepto los azules y semillas como linaza y chía.
- Hierbas, mostaza
- Frutas bajas en azúcar como palta, pimiento morrón, pepino, calabaza, berenjenas, limones, tomate.
- Proteínas como huevos, pescados silvestres, mariscos y moluscos, carne, cerdo y aves alimentados con pasto.
- Verduras de hojas verdes, col, brócoli, cebollas, champiñones, alfalfa, coles de Bruselas, rábanos, espárragos, ajo, perejil.

Los que se deben consumir en baja cantidad son:
- Zanahorias y nabos blancos
- Queso cottage y yogurt
- Leche y crema de vaca
- Legumbres como porotos, lentejas y garbanzos
- Granos sin gluten como el arroz integral o blanco, la quinoa
- Endulzantes como Stevia
- Frutas dulces enteras como mango, melón, papaya, piña y pasas
- Vino, sólo una copa diaria

Perlmutter dice que el ayuno es opcional, pero lo recomienda por un día entero donde no debe haber nada de comida y sí gran cantidad de agua. Recomienda, en todo caso, beber agua purificada (150 cc por cada 10 kilos de pesos al día), té y café.

5- Evite Beber Jugos de Frutas (DR Joseph Mercola M.D)
El jugo de fruta es probablemente la bebida que los niños de todas las edades más piden, no porque alivia la sed, sino porque sabe bien. Y, resulta que, el jugo de fruta no es una de las mejores cosas que puede darle a su cuerpo, especialmente para los niños.

Beber jugo de fruta es ligeramente distinto de tomar soda. Ambos le brindan a su cuerpo una dosis masiva de azúcar sin estar unida a ninguno de los mecanismos de liberación lenta de la naturaleza.

Así que cuando piense en los jugos de fruta, debería recordar la soda.

Ciertamente, a estas alturas debería estar al tanto de los peligros del jarabe de maíz de alta fructosa, pero tenga en cuenta que el azúcar extraído de la fruta tiene prácticamente los mismos efectos secundarios y negativos en su bioquímica. Esto significa que el jugo de fruta causará un gran aumento en su nivel de insulina.

Azúcares con otros nombres pero que todavía son azúcar.

Sucrosa, dextrosa, fructosa, maltosa, lactosa, gluco-sa, miel, sirope de agave, alta fructosa, sirope de maíz, Maple syrup, Brown rice syrup, jugo de Caña evaporada, jugo de frutas concentrado y endulzan-tes de maíz

6- Evite las comidas Chatarras.
Sus células y mitocondrias podrían ser afectadas por el consumo de grasas hidrogenadas y trans saturadas provenientes de este tipo de alimentos.

7-Si cree que lo necesita, Consuma Vitaminas y minerales diario y así podrá cubrir las carencias provenientes de su Dieta.

8-Cuando sienta hambre, elija comer de los diferentes productos que les presento a continuación:

- Carnes: carne de res, puerco, jamón, Bacon y carnero.
- Aves de corral: pollo pavo patos etcétera
- Pescados y mariscos: cualquier pescado incluyendo tuna, salmón, trucha, camarones, cangrejos, langostas.
- Huevos: los huevos enteros son permitidos sin restricciones, preferiblemente los huevos orgánicos provenientes de gallinas de pastoreo.

Usted no debe excluir las grasas saturadas procedentes de los alimentos anteriores, no coma en exceso, pero pare cuando se sienta lleno.

9-Alimentos que usted debe comer todos los días:

1. Ensaladas verdes: Dos copas al día, gran variedad es mejor.
2. Vegetales: una copa una copa al día, la medida debe ser cuando están crudos, preferiblemente comer gran variedad de ellos, traté de preparar un plato mixto.
3. Frutas: de temporada si es posible, cultivadas localmente, comerlas preferiblemente con cáscara, para aprovechar más la fibra y así disminuir el efecto de la fructosa. Evita tomar demasiados jugos que no contengan la cáscara.
4. Líquidos: beba tanta cantidad como pueda; pero no fuerce el cuerpo más allá de su capacidad, sea juicioso y no tomé nada en exceso, la mejor bebida que puede tomar es el agua.

10- Duerma al menos 6 horas diarias:

Para que su estado de salud y su cuerpo se recuperen de todos los esfuerzos realizados durante el día y todas las funciones cerebrales. Usted debe dormir como mínimo 6 horas diarias, Así podrás tener una recuperación de todas sus funciones vitales y su cuerpo se lo va a agradecer.

11- De 0 a 365%

No trate de cambiar 100% en un día. Cambie 1% todos los días y al final del año habrá cambiado 365%. Le va a resultar más fácil hacer los cambios. Esto aplica para su nutrición y su estilo de vida.

12- Para reemplazar los carbohidratos, debe aumentar el consumo de grasas saludables, de modo que las grasas le proporcionen entre el 50 y 85% de sus calorías diarias.

Algunos ejemplos de grasas saludables de alta calidad incluyen:

- Aguacates.
- Cocos y aceite de coco (excelente para cocinar, ya que puede soportar temperaturas más altas sin oxidarse)
- Grasas omega-3 que provienen del pescado graso con bajo contenido de mercurio, tal como el salmón silvestre de Alaska, sardinas y anchoas.
- Mantequilla elaborada con leche orgánica, sin pasteurizar, de animales alimentados con pastura.
- Frutos secos sin procesar (las nueces de macada-mia y pecanas son ideales ya que tiene un alto contenido en grasas saludables, mientras que son bajas en proteínas).

- Semillas, tales como sésamo negro, comino, calabaza y de cáñamo.
- Aceitunas y aceite de oliva (asegúrese de que esté certificado por terceros, ya que el 80 % de los aceites de oliva son adulterados con aceites vegetales).
- Carnes de animales criados humanamente y alimentados con pastura (de pastoreo), de preferencia orgánicas.
- Evite los productos de origen animal que provengan de operaciones concentradas de alimentación.
- Ghee (mantequilla clarificada), manteca y sebo de cerdo (excelentes para cocinar).
- Mantequilla de cacao sin procesar
- .Yemas de huevo orgánicas y de animales criados en pastizales.
- Las grasas que debe evitar incluyen a las grasas trans y poliinsaturadas altamente refinadas de aceites vegetales.
- Estos últimos tiene un elevado contenido en grasas omega-6 dañadas, y cuando se calientan, crean tóxicos productos de oxidación, tales como los aldehídos cíclicos.

13- Implemente un régimen de ejercicios diario: Al normalizar el azúcar en su sangre y optimizar la sensibilidad del receptor de insulina y leptina, el ejercicio es una manera ideal para protegerse de las enfermedades crónicas. El ejercicio tendrá un efecto beneficioso virtualmente en cada estado de la enfermedad que podría adquirir.

Esto incluye a la obesidad y disfunción metabólica, pero promover la pérdida de peso no es la única forma de que el ejercicio le ayudará a verse y sentirse mejor:

1- El Ejercicio Incrementa "Su Energía y Su Vigor"
2- El Ejercicio Mejora Su Postura
3- El Ejercicio Lo Hace Más Flexible
4- El Ejercicio Es Ideal para Mejorar el Buen Humor.
5- El Ejercicio Le Ayuda a Dormir Más Profundamente.
6- El Ejercicio Protege y Ayuda a Tratar el Cáncer.
7- El Ejercicio ayuda a Reducir La Grasa Abdominal.
8-El Ejercicio Es Virtualmente la "Fuente de la Juventud".

Consejos Importantes.

Entre más se alimente como lo hacían nuestros antepasados, mejor. Me refiero con alimentos enteros y frescos, cultivados localmente y con el mínimo procesamiento o sin procesar. Sus genes y la bioquímica se adaptan a estos tipos de alimentos y le proporcionarán la capacidad para revertir y prevenir la mayoría de las enfermedades. Encontrará este tipo de alimentos en el mercado local, cooperativa de alimentos, o puede cultivarlos en su propio patio trasero. Y quedará sorprendido con los cambios positivos que tendrá en su salud cuando mejore su alimentación.

Tenga cuidado con las recomendaciones nutricionales de los" supuestos expertos", ya que tal vez no estén respaldados por la ciencia — o basadas en mala información que data de varias décadas. La información viable y veraz es su aliado número uno para tomar control de su salud.

Uno de los más notables casos de longevidad que se hayan conocido en el siglo XX es el del taoísta y herbolario chino Li Ching-yuen, que mantuvo el vigor juvenil, con toda su potencia sexual y perfecta salud, durante una larga y activa vida. Li murió en 1933, poco después de contraer matrimonio con su vigésima cuarta esposa. Aún queda constancia en los archivos chinos de que su nacimiento se produjo en 1677, durante los primeros años de la dinastía Ching.

Para quienes gustan de contar los años, eso quiere decir que murió a los 256. Cuando murió, Li conservaba toda la dentadura y los cabellos, y quienes lo conocieron dicen que parecía tener unos 50 años cuando ya había cumplido los 200.

Li Ching- yuen dejó claras y detalladas indicaciones para quienes deseen seguir sus pasos y emular su ejemplo. Su programa se basaba en tres reglas principales:

1- No apresurarse nunca en la vida. Tómese las cosas con calma, tómese las despacio y tómese todo el tiempo que le haga falta. Li aconsejaba a sus discípulos que tuvieran siempre el corazón sereno, se sentaran con tanta tranquilidad como una tortuga, caminaran con tanta viveza como un pájaro y durmieran tan profundamente como un perro.

2- Evite toda clase de emociones extremas, sobre todo a medida que vaya entrando en años. No hay nada que agote tan rápidamente la energía del cuerpo y perturbe tan completamente la armonía funcional de los órganos vitales como los bruscos estallidos de emoción.

3- Practique un programa físico diario de ejercicios corporales y respiratorios. La duración y la intensidad de este programa son mucho menos importantes que su regularidad cotidiana. Además, dejó también tres orientaciones específicas con respecto a la alimentación:

• Evite comer con exceso en las calurosas noches de verano, pues eso provoca la estancación de la sangre y la energía.
• Consuma cantidades adicionales de alimentos nutritivos en las frías mañanas de invierno, pues eso le proporcionará la esencia y la energía que el organismo necesita para compensar el mayor esfuerzo de mantener el calor cuando el clima es frío.
• Adopte una dieta básicamente vegetariana, complementada con hierbas medicinales para la longevidad. (Extracto del libro: El Tao de la salud, el sexo y la larga vida).

Si usted es capaz de comprometerse con el cambio, estoy seguro de que el cambio se comprometerá con Usted. Los resultados que va a experimentar serán asombrosos.

No solamente en su vida, sino también en la vida de sus seres queridos. Si se anima, le garantizo que dejara de preguntarse ¿POR QUE NO CAMBIA MI CUERPO?

¡GRACIAS Y QUE DIOS LO BENDIGA!!!

REFERENCIAS.

Introducción:

1-Deepak Chopra, Cuerpos sin edad, mentes sin tiempo.

2-http://www.health-care-reform.net/causedeath.htm.

3-http://www.bmj.com/content/353/bmj.i2139.

4-http://journals.lww.com/journalpatientsafety/Fulltext/2013/09000/A_New,_Evidence_based_Estimate_of_Patient_Harms.2.aspx.

5-http://thecrux.com/this-is-surprisingly-one-of-the-most-dangerous-places-in-america/

6-http://opinionator.blogs.nytimes.com/2016/01/26/reducing-preventable-harm-in-hospitals/?_r=0.

7-http://www.nejm.org/doi/full/10.1056/NEJMoa1306801

8-https://articulos.mercola.com/sitios/articulos/archivo/2016/06/21/error   es-médicos-muertes.aspx.9-http://www.anh-usa.org/fda-huge-conflicts-of-interest-with-big-pharma/

Contenido.

1--Deepak Chopra, Cuerpos sin edad, mentes sin tiempo

2-OMS | Organización Mundial de la Salud)

3-U.S. Department of Health & Human Services

4-: CDC - Fact Sheet - Fast Facts - Smoking & To-bacco Use

5-National Highway Traffic Safety Administration Fars data, 2011

6-John Travis, The wellness Inventory

7-Travis and Ryan, The Wellness Workbook, 2nd edition Berkeley, Ca, ten speed Press,1988.)

8-Center for advancement of Health, Vol 2, No 6, November-December 1997.

9-Journal of General Internal Medicine, October 1997.

10-Heymsfeld, Steven. "Recombinant Leptin for Weight Loss in Obese and Lean Adults". Journal of the American Medical association, vol.282, No.16, October 27,1999.)

11- https:/themedicalbiochemistrypage.org/es/insulin-sp.php.

12,13,14 -Taube's Gary, why we get Fat, 120,121,125, 125).

15- William Evans, PH. D, AND Irwin H. Rosen-berg, M.D. WITH JACQUELINE THOMPSON. "Biomarkers", THE 10 KEYS TO PROLONGING VITALITY.

16-Epigenetic' concepts offer new approach to de-generative disease, Eurekalert April 28, 2010

17-https://www.clarin.com/salud/jorge_dotto-geneti-ca-adn-genoma-salud-epigenetica-prevencion_0_rkl_D9tw7e.html

18-Dr David Perlmutter, "Gluten sensitivity and the impact on the Brain," www.huffingtonpost.com/dr-david-perlmut-ter-md

19-articulos.mercola.com/…/introducción-a-la-terapia-me-
tabólica-mitocondrial. aspx)
20-Low Carb USA Keto Getaway
21-http://espanol.mercola.com/(La Insulina, Es la Verdadera
Culpable de la Enfermedad Cardiaca, y NO el Colesterol).
22.Journal of Nutrition Nov 1990, 120:11S:1433-1436
23.TIME February 11, 2015.
24-2015 DGAC Meeting December 15, 2014.
25-The New York Times April 4, 2016.
26-(http://articulos.mercola.com/sitios/articulos/archi-
vo/2016/04/27/el-mito-del-colesterol.aspx)
27-Dr. Joseph Mercola, Fat for Fuel
28-Obesity April 2015, TIME April 14, 2015,Obesity April
2015).
29-Livestrong October 21, 2013.
30-Protein From Meat, Fish May Help Men Age Well, http://
articulos.mercola.com/sitios/articulos/archivo/2014/09/03/
consumir-mucha-proteina.aspx).
31-J Am Geriatr Soc. March 2014
32-(http://proteínas.org.es/cuidado-exceso-alimentos-pro-
teinas).
33-US News February 13, 2015.
34- Protein From Meat, Fish May Help Men Age Well)
35-(WebMD April 22, 2002).
36-Raw Food SOS September 3, 2014,CDC: Pro-tein, Los Ver-
daderos Riesgos de Consumir Dema-siada Proteína,Septiem-
bre 3, 2014, Dr Mercola.
37-How Much Protein: Broccoli.
38-Nutrition February 2012.
39-J Am Geriatr Soc. March 2014.
40-Raw Food SOS September 3, 2014.
41-Nutrition. 2012 Feb;28.

42-Nutr Hosp. 2006;21(1):47-51
ISSN 0212-1611 • CODEN NUHOEQ
S.V.R. 318)
43-J Am Geriatr Soc. March 2014.
44-J Food Compost Anal. 2004 Decem-ber;17(6):767-776.
45-Journal of Nutrition Nov 1990, 120:11S:1433-1436
46-Health Correlator.blogspot.com August 20, 2012).
47-TIME February 11, 2015.
48-CNN January 7, 2016.
49-American Journal of Clinical Nutrition February 10, 2016)
50-The American Journal of Clinical Nutrition April 2015.
51-Food Chemistry Volume 129, Issue 1, 1 No-vember 2011, Pages 155–161.
52-Nutrition Journal 201312:16.
53-Robert H. Fletcher y Kathleen M. Fairfield, "Vitamins for Chronic Disease Prevention in Adults", Journal of the American Medical Associa-tion 287 (2002): 3127–3129.)
54-Ibíd.
55-(https://medlineplus.gov/spanish/vitamins.html - Temas de salud.
56-Agusti, Adolfo Pérez Medicina Ortomolecular, (pages 26-28)
57-www.who.int/mediacentre/news/releases/2014/icn2-nu-trition/es/ .
58-Why You Can't Eat Well", The Results Project, "Curbing the Toxic Onslaught", NutriNews, ago-sto de 2005.
59-Rex Beach, "Modern Miracle Men", S. Doc. No. 264 (1936), visitada el 15 de agosto de 2016, http://www.senate.gov/reference/resources/pdf/modernmiraclemen.pdf.
60-Vegetables Without Vitamins", Life Extension, March 2001, http://www.lifeextension.com/magazine/2001/3/report_vegetables/page-01

61-Journal of American College of Nutrition 2014;33(2):94-102,campaign for essential nutri-ents.com.
62-.Medtech Boston July 26, 2016,vitaminas.org.
https://medlineplus.gov/spanish/ency/article/002399.htm.
63-MedlinePlus
https://medlineplus.gov/spanish/vitamins.html
Vitaminas

National Institutes of Health - Office of Dietary Supplements
http://ods.od.nih.gov/HealthInformation/RecursosEnEs-panol.aspx
Hojas informativas sobre ingredientes específicos de los suple-mentos dietéticos.
64-Br J Nutr. 2010 Apr;103(8):1098-101)
65-Ann Nutr Metab. 1987;31(2):88-97.
66-Forum Nutr. 2003;56:126-8.
67-Medicinenet.com June 5, 2014.
68-American Journal of Clinical Nutrition June 5, 2014
69-http://time.com/#2838453/everything-you-know-about-breakfast-is-wrong/.
70-CMAJ April 8, 2013.
71-4 Eurekalert, Study finds routine periodic fast-ing is good for your health, and your heart, April 3, 2011.
72- JAMA Internal Medicine, mayo 1, 2017.
73-Prostate Cancer Prostatic Diseases 2010;13:350-5.
74-Business Insider April 21, 2014.
75-Experience Life September 2012.
76-Neurobiology of Aging 18 February 2014
77-https://medlineplus.gov/medlineplus.html.
78-Inc.com May 21, 2013.
79-Diabetes Care 2003 Feb;26(2):380-4

80-Ann Intern Med. 16 October 2012;157(8):549-557.

81-Sleep 2013;36(7):981-990.

82-Medical News Today June 30, 2013.

83-The Atlantic May 14, 2014.

84-85-(https://medlineplus.gov/spanish/

86- Reid Daniel, El Tao de la salud, el sexo y la larga vida,1. ª edición en Vintage Mayo 2014.

www.ingramcontent.com/pod-product-compliance
Lightning Source LLC
Chambersburg PA
CBHW072013290326
41934CB00007BA/1092